朝日新書
Asahi Shinsho 982

90歳現役医師が実践する

ほったらかし快老術

折茂　肇

朝日新聞出版

はじめに

90歳を迎えた今だからこそいえることがある

健康長寿の秘訣とは何であろうか。健康で長生きをすることは、人類共通の願いでもあり、そのための秘訣については、古くから多くの人々により探索されてきた。

私は長らく東京大学医学部老年病学教室の教授として老年医学を研究し、90歳を迎えた今も現役医師として高齢者施設で働いていることもあり、健康長寿を体現している高齢者だと思われているようだ。それもあって、本書の筆を執ることになった。

２０１７年にベストセラーとなった書籍『LIFE SHIFT １００年時代の人生戦略』（リンダ・グラットン、アンドリュー・スコット著、東洋経済新報社）には、我々がとんでもない長寿社会を迎えることになったと思い知らされる記述がある。「2007年に日本で生まれた子どもの半数は107歳以上まで生きることが予想される」という国連の推計データが記載されているのだ。

もはや「100歳人生」などといわれても誰も驚かないであろうが、その言葉を聞いて「そんなに長生きできるのか！　なんと嬉しいことだ」と喜ぶ人が、果たしてどのぐらいいるだろうか。むしろ、「それは大変なことだ」と感じる人のほうが多いに違いない。

100歳人生を生き抜くには、これまで信じてきた人生観や死生観の転換が求められる。実際、年をとればどこかしら病気になり、物忘れも増える。耳は聞こえにくくなり、目も見えにくくなり、あちこち痛くてできないことも増える。日々、「全く！」と悪態をつきたくなることもあるが、病気や不自由に対して、くよくよしても仕方がない。どうにもならないことに悩んだり、怒ったりしても良いことはない。それより、どうせ長く生きるのであれば、何歳になっても夢を持って自然体で生きるほうが楽しいではないか。

もちろん、言うは易しだが、少しでもその生き方に近づくヒントも本書には盛り込んだ。「人生100年」時代にふさわしい生き方や人間性についての考え方を改めて再構築し、新しい生き方、哲学を打ち立てることが必要ではないかと思う。

東大教授として老年医学を専門に研究と教育

本編に入る前に、簡単に自己紹介をしておこうと思う。私は１９３５（昭和10）年１月生まれで、本書執筆時点ではまだ89歳であるが、早生まれなので存命の同級生の多くは90歳を迎えている。本書発刊後まもなく私も90歳となる。

１９５９（昭和34）年に東京大学医学部を卒業後、第三内科に入局。１９６４（昭和39）年に日本で最初の老年病学教室が東大にできたのを機に助手として入り、東京都養育院附属病院（のちの東京都老人医療センター、現・東京都健康長寿医療センター）内分泌科医長を経て、１９８６（昭和61）年に東京大学医学部老年病学教室の教授に就任。老年医学、とくにカルシウム代謝や骨（骨粗鬆《しょう》症）を専門に、研究と教育に携わってきた。

東大を退官した後は１９９７（平成９）年に東京都老人医療センター院長、２００３（平成15）年から山梨県の健康科学大学の学長も務め（２０１１年まで）、現在は高齢者施設の施設長兼医師として週4日勤務している。加えて、東京都健康長寿医療センター名誉院長を務めるほか、公益財団法人骨粗鬆症財団の理事長として、骨の健康の大切さを社会に広める活動にも携わっている。

90歳という紛れもない超高齢者であり、現役医師でもある私が、長年の経験による見解に「今だからこそ思うこと」を交えつつ、日々快適に暮らすための「快老術」をお伝えする。これをすれば必ず健康長寿になれるという方法を伝えるものではなく、そんなものはそもそも存在しない。むしろ、「健康のためにこうしなければ」とか「こんなことをしては体によくないのでは」などと細かいことは気にしないほうがいい。たいていのことはあるがままでいいという考えだ。

そういった趣旨から、本書のタイトルは『ほったらかし快老術』となった。もちろん、何でもほったらかしていいわけではなく、気をつけておきたい大事なこともあるが、詳細は本編で伝えよう。

序章では、高齢者の実態や老年医学における現状を紹介しつつ、私が医師として高齢者を診療する際に心がけていることや、私自身が高齢になってみてわかったものの見方や考え方をお伝えする。健やかに老いていくためには、大きく3つ「病気と仲良くすること」、「食べること（体の維持）」、「役に立つ意識（生きがい）」が大切というのがたどり着いた答えだ。

それを受けて、第一章ではそれら3つの重要性について、医学的根拠を示しつつ解説する。そして、高齢者は自立して生きるべきだという考えを述べる。私の個人的な病気の話などにも触れるので、わざわざ書籍につづることではないとお叱りを受けるかもしれないが、このような考えを持つようになった背景として関係してくる部分もあると思うので、お許しいただきたい。

第二章では、人生の下り坂で友人が授けてくれた知恵「落ち目考」を引用させていただきつつ、そこに私自身の持論も加えて「100歳まで若さと健康を保つ10のコツ」を挙げ、それぞれ考察を述べた。

第三章は、私が長らく研究してきた骨が健康長寿のカギであること、「人は骨とともに老いる」という考えに至った理由や医学的根拠などを展開している。

第四章は「たいていのことはほったらかしでいい」と題し、75歳以降の発想の転換を促す。実際に老年医学において、高齢者ならではの基準や注意点が設けられるなどの情報を交えつつ、細かなことを気にせず、総合的にみて問題なければいいということを伝えたい。

エピローグでは、「高齢者は胸を張って老いていこう」という読者へのメッセージを込めた。個人的見解も多分に含まれていることをご了承くださった上で、ぜひお読みいただきたい。

90歳現役医師が実践する　ほったらかし快老術

目次

第二章　100歳まで若さと健康を保つ10のコツ　79

第三章　75歳でガクッとくる人、こない人——骨がカギ　109

第四章 たいていのことはほったらかしでいい 145

エピローグ

序章

年をとってわかった「高齢者が自立して生きる意義」

高齢者の健康状態は気の持ち方次第で大きく変わる

全国の100歳以上の高齢者の人数が、2024年9月時点で過去最多の9万5119人になったという。厚生労働省の発表によると、全体のうち女性が8万3958人で、男性は1万1161人。1998年に初めて1万人を超えたというから、この四半世紀で約9倍に増えたということになる。

高齢になると個人差が大きくなるので、年齢はもちろん、身体的状況だけで健康を判断することが難しくなる。80代、90代ともなると、同じくらいの年齢の人でも自立して社会活動をしている人がいる一方で、寝たきりなどの要介護の人もいることは読者もご存じの通りだろう。また、同じような自立度、身体的状況であったとしても、現役で働いていたり、社会的な役割を持って生活していたりする人は、そうでない人に比べて、精神的に充実していることが多いと感じる。

医師として長年、高齢者医療に関わってきて、高齢者の健康状態は気の持ち方次第で大きく変わるものだと実感している。

それを強く感じさせられた、印象に残っている高齢者がいる。以前私が施設長を務めていた高齢者施設（現在の施設とは別）に入所していた92歳の男性で、かつて小さな会社を自分で経営していたという人だ。とくに大きな病気があったわけではないが、施設にいてもいつもぼーっとしていて元気がない人だった。もちろん施設に入っている時点で何かしらの病気はあって、介護が必要な状態だったと思うが、ほかの入所者に比べても元気がなく、一日中何をするでもなく一人で過ごしていた。

その施設には入所者たちの趣味のサークルがいくつかあって、入所者の多くが女性であるため、女性向けのサークルばかりだった。その男性は「自分が楽しめるサークルがない」と言うのだ。

「では、あなたの趣味はなんですか?」と聞くと、「囲碁だ」と答える。実は私も囲碁が趣味で（詳細は後述）、さっそく施設長として囲碁好きを募り、囲碁サークルを作った。数人の男性が集まったと思う。すると、その男性は人が変わったように、生き生きとしてきた。私が毎朝、回診に行くと「先生、早く囲碁を打ちましょう」と声をかけてくる。

「いや、まだ私は回診中だし、ほかにも仕事があるのですよ」と答えても、「わかっています、先生。それが終わったらやりましょう。待っていますから」と熱心に誘ってくる。本当に待っているので、ほぼ毎日、囲碁に付き合わされる羽目になった。

その施設は一時的に入所するところなので、ずっといることは原則できない。健康状態が良くなれば自宅に帰るものなのだが、その男性はすっかり元気になっても帰りたがらない。家族が迎えに来ても「ここには囲碁をする仲間がいて、毎日楽しいから帰りたくない」と言うのだ。

最終的には家族に連れられて自宅に帰っていったが、医師として病気を治したり、症状を軽減させたりといった医療行為をしなくても、楽しいことができる機会を提供するだけでこれほど元気になるのかと驚かされた。

これは一例に過ぎないかもしれないが、高齢者の健康を語る上で重要なことを教えてくれていると思う。この男性にとって、囲碁は生きがいだったのだ。この生きがいの重要性については、本書で再三述べていくことになるのでここでは詳細を省くが、読者も自分にとって生きがいとは何だろうか、と考えてみてほしい。

今の高齢者は昔より若返っている

ここまで長寿化が進んだ今、定年後に現役時代と同じくらいの長い年月があるといっても過言でない。60代、70代ならまだ元気で、現役時代にできなかったことに挑戦してみよう、と活動している人も多いだろう。80代、90代ともなるとどうだろうか。健康上の問題でできることは少なくなってしまうかもしれないが、それでも我々がかつてイメージしていた高齢者像に比べれば、活動的な人が多いはずだ。

本書を読んでいる人は、「高齢者」と聞いて、何歳以上の人を思い浮かべるだろうか。以前は、65歳以上が高齢者とされてきた。これは、1956年に世界保健機関（WHO）が「65歳以上の人口が全人口の7%を超えたら高齢化社会とする」と発表したことがきっかけでいわれるようになった。当時の日本人の平均寿命は、男性が64歳、女性が68歳であり、平均寿命を超えた人は高齢者という認識だったのだ。

しかし、それから約70年が経過し、平均寿命は20年近く延びた。男性の平均寿命は81

歳、女性の平均寿命は87歳（令和5年簡易生命表）となっている。[*1] さらに、寿命が延びただけでなく、肉体的、精神的にも昔と比べて元気な高齢者が増えている。

日本老年学会・日本老年医学会は、高齢者たちの実態を、運動機能、認知機能、病気の発症率やそれによる死亡率、国民の意識など、さまざまな観点から科学的に検証した。その結果、現在の高齢者は昔と比較して、体の働きや知的能力などが10歳ほど若返っていることが明らかになったのだ。[*2]

本当の「高齢者」になる前に準備が理想だが

若返りの理由は、栄養状態が良くなったことや医学が進歩したことなど、さまざまな要因が推測されるが、高齢者といわれる人のうち、74歳以下の人たちの多くは健康で、盛んな社会活動が可能であると考えられている。

そのような背景から日本老年学会・日本老年医学会は、2017年に、65～74歳を「准高齢者」、75～89歳を「高齢者」、90歳以上を「超高齢者」とする新たな定義を提言した。[*2] この提言には、准高齢者に、本当の高齢者になるまでの間に、必要な準備をしっかりしてほしいというメッセージも込められていると考える。

例えば、生活習慣病や認知症、骨粗鬆症などの病気を予防するために、あるいは、経済的に自立した高齢者になるために。いざ、ホンモノの「高齢者」になってから慌てることのないように。健康な人には、働ける間は働いてもらう。運動習慣をつけて筋力の維持を心がける。食事に気をつける。生活習慣病などの治療をきちんとする。高齢者になってから元気に長生きするために、準備期間にできることはたくさんあるだろう。

日本老年医学会などは、生活習慣病の治療や管理において、高齢者の多様な背景（身体機能や持病の有無、活動性、生活機能、生活背景など）を考慮することに重きを置いている。ガイドラインの策定や見直しも行われ、糖尿病や高血圧などでは、高齢者それぞれの状態により個々に治療目標を設定することがすすめられている。血糖コントロールや降圧の目標が、比較的ゆるやかに設定されることも多い。このことについては第四章で詳しく述べる。75歳を過ぎてもできることはたくさんあるので、本書をお読みいただきたい。

自分に起こる変化に一喜一憂せず、楽しむゆとりを

昔と比べて若返っているとはいえ、高齢になると、体にも心にもさまざまな変化が起こる。高齢者の特徴的な変化の例を、いくつか挙げてみる。

- 体内の臓器や体のさまざまな機能が衰える
- 体内の環境を一定に保つ働きのバランスが崩れやすくなる
- 一人でいくつもの病気を持つようになる
- 若いときとは異なる症状が現れることがある
- 病気が治りにくい
- 認知機能が低下する

これらは、高齢になれば誰にでも起こり得る、ある意味自然な変化といえるが、そのさまざまな変化によって、考え方や感情などに影響が及ぶこともある。

健康状態の悪化や人間関係の変化、生活目標の喪失、自身の身体的な状態や将来への不安などのせいで、うつ状態になったり、体の調子が悪くなったりする人もいる。

長生きをするということは、それだけで大きな努力を必要とする。このように述べると、希望も何もない暗い気持ちになってしまうが、一方で、高齢になるほど個人差も大きくなるといわれている。それは身体的な機能の衰え方や病気の進み方などだけでなく、人格や性格、考え方も同じで、人生観や人生哲学といったものは人それぞれで大きく異なるのだ。

それに関連して思い出す患者さんがいる。私が東大にいたころ、主治医として担当していた、ある著名な建築家の方だ。心臓病を患っており、60歳ごろから70代半ばにかけて、毎月1回、妻に付き添われて診療を受けに来ていた。当時としてはかなり高齢で、心臓病自体も根治は望めない状況だった。しかし、その方は、心臓病が治らないことを受け入れつつ、それでも仕事は続けたいと、晩年まで精力的に働いていた。

会社員であれば定年があり仕事を終えるものだが、著名な建築家ともなると、自分の名前で建築物が評価される。定年まで働く仕事とは別次元の、その人の人生を賭けての仕事だったのだ。

もっとも、仕事の多くは弟子の人たちが支えていたのだと思うが、当時診察していた私には、仕事に情熱を注ぐその強い精神が、病体を突き動かしていたように思えていた。通常なら悲観してしまいそうな病気を抱えていても、その方の人生観、人生哲学というものがそれをはねのけていたのだ。

高齢者施設での診療で心がけていること

話を戻して、一般的な高齢者の特徴についてもう少し続けたい。

私は90歳になる現在も医師として高齢者施設で週4日勤務しているが、入所者たちへの対応をする上で、気をつけていることがある。それは、高齢者ならではの体や病気の特性をよく理解した上で、健康管理することが大切ということだ。新たに入所した人には、健康状態や持病などについて細かく把握することに加え、服薬の状況、とくに複数の薬を服用している「多剤処方（ポリファーマシー）」の場合は十分に確認を行うようにしている。

高齢になると、一つではなく複数の病気を持つことも多い。全く関係のない病気がいくつか重なることもあれば、それぞれの病気に関係があって、相互作用的に別の病気を引き起こしたり、悪化させたりするものもある。一見、無関係のように思えて、実は共通の原因で起こっている病気もある。

注意が必要なのは、複数の病気を持っているということは、複数の病院や医師の診療を受けている可能性があるということだ。例えば、脳梗塞の既往と高血圧があり、白内障もある人は、脳梗塞の治療を受けた総合病院と、ふだんから高血圧の管理をしてもらっている近所のクリニックと、白内障を診てもらっている眼科に通っている、ということが考えられる。それらの治療が別々に行われていて、薬も全く別々に処方されているとしたら、薬の飲み合わせなどから、予想できないトラブルが起こる可能性も想定される。

「令和4年社会医療診療行為別統計」によると、75歳以上では、薬剤を5〜6種類院外処方されている人が16・3%、7種類以上院外処方されている人が23・8%いる。75歳以上の約4人に1人が7種類以上の薬を処方されているのだ。そして、高齢者では、処方される薬が6種類以上になると、副作用を起こす人が増えることがわかっている。多剤処方による転倒の発生数増加を報告する論文も多い（転倒については第三章で詳しく述べる）。

そのため、高齢者の診療では、できれば主治医を一人定め、すべての医療機関でどのような治療を受け、どのような薬を処方されているか、一括して把握しておけることが理想といえよう。

もう一つ、高齢者に注意が必要なこととして、一般的な成人と高齢者では、薬の作用の仕方が異なることが挙げられる。さらに、個人差も大きく、薬の効き方や副作用の現れ方も人によってさまざまだ。前述のように、高齢者は複数の病気を持っていて、処方されている薬の種類も多い。加えて、高齢者ゆえ、薬の服用方法や服用する量を間違えてしまうことも少なくない。そう考えると、薬に関しては、高齢者の特性と、薬剤について十分な知識を持つ医師がしっかり管理すること。その上で、できるだけ服用する薬の種類と量を減らすことが大切なのだ。

私は高齢者が入所する際、最初に服薬状況を確認し、多すぎる場合は、減らすように指示している。一人ひとりに対してどういう判断でどの薬を減らすのかを考える。口で言うのは簡単だが、実際に行うのは難しい。日本人は薬が好きで、薬を飲むことでどこか安心しているところもある。また、本人はよくても、入所者の家族から「なぜ薬を減らしたんだ。病気が悪化したらどうするんだ」と問われることもあり、家族に対する説明もきちんとしなければならない。日本の高齢者の多剤処方は、難しい問題なのだ。

90歳になった今も医師として週4日働く日々

私の高齢者施設での仕事を少し紹介しておこう。

勤務は平日の月曜日から木曜日までの週4日。施設での役割の一つが、医師として約90人の入所者の健康管理を行うことだ。毎日、出勤すると看護師から入所者の健康状態の報告を受け、病院での受診や検査が必要と判断した場合には、それができるよう手はずを整える。週1回、回診があり、入所者一人ひとりと対話をしながら、そこでも健康状態を確認している。

正直に言って、この年齢になって毎日働きに出かけるのは大変だ。体も疲れるし、人の健康を管理するという責任感の重さも肩にのしかかる。しかし、仕事だから行かなければならない。そして、この、行かなければならないという状況が、意外と大切なのではないかと思っている。

施設に行けば、看護師やほかのスタッフから入所者について報告を受けたり、相談されたりする。回診すれば、入所者から「先生と話したい」「先生が来てくれるのを待っていた」と言われ、みんなが集まる食堂までわざわざ車いすで出てきてくれる方もいる。そうやって話をすることは紛れもなく私にさまざまな刺激を与えてくれるし、自分が必要とされているという実感は、私を元気にしてくれる。行かなければという思いが、毎日に張り合いを与えてくれているのだ。それに、働きに行ける場所があるのは、ありがたいことでもある。

高齢者が働く理由は「体によいから」「面白いから」

医師という特別な資格を持っているからこそできることと言われれば確かにそうかもしれないが、一般的にみても高齢者の就業率は年々上昇傾向にあるという。

総務省の「労働力調査」によると、2023年の就業率は、65～69歳が52・0％、70～74歳が34・0％、75歳以上が11・4％となっている（次ページグラフ参照）。75歳以上がひとくくりにされてしまっているが、別の調査では細かい年齢層でのデータがある。

内閣府「令和4年度高齢者の健康に関する調査」では、75～79歳の「収入のある仕事をしている」割合は21・3％だが、80歳を超えると半減する。80～84歳は9・7％、85～89歳は5・8％、90～94歳は2・6％となっている。[*3]

仕事をしている主な理由をみると、65～69歳と70～74歳では「収入がほしいから」が50・6％、43・0％と最も高いが、75～79歳では「働くのは体によいから、老化を防ぐから」が30・5％で最も高くなる。80～84歳では「仕事そのものが面白いから、自分の活力になるから」が34・2％で最も高くなる。年齢が上がるにつれ、仕事をする理由が

65歳以上の年齢階級別就業率の推移(2013〜2023年)

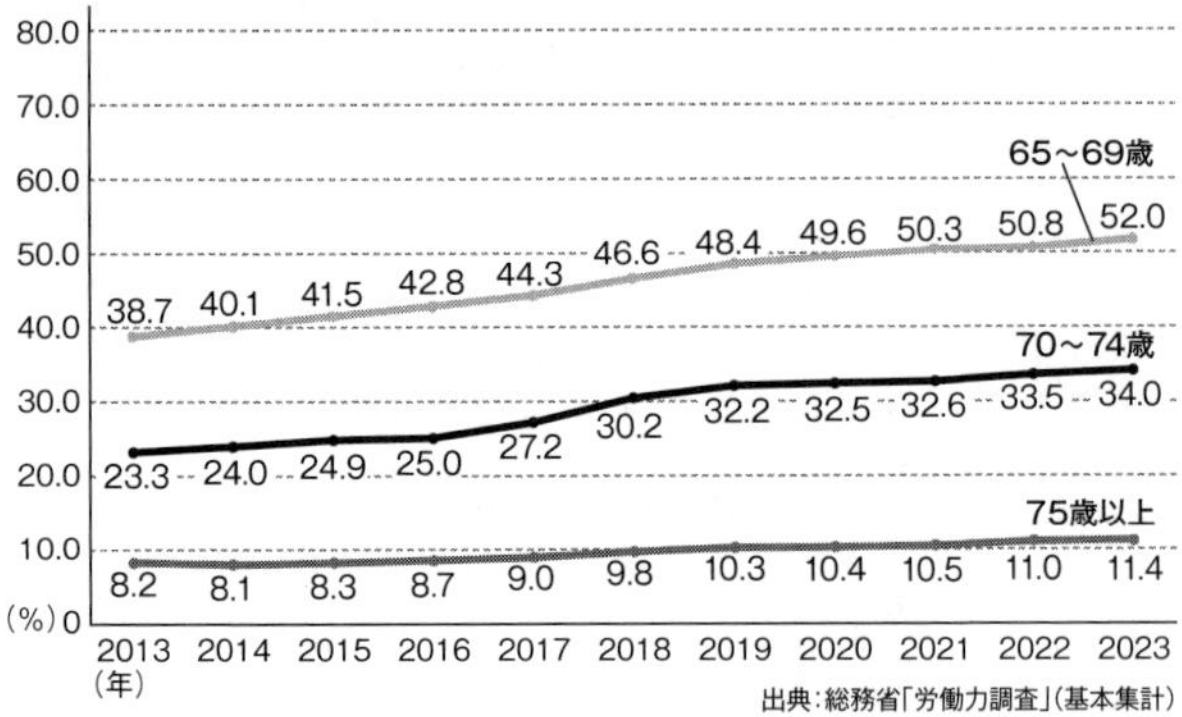

出典：総務省「労働力調査」(基本集計)

変わっていることが興味深い。85〜89歳では「働くのは体によいから、老化を防ぐから」と「その他」がともに33・3％で最も高い。

私も老体に鞭打って社会活動に励んでいる理由は、人の役に立ちたい、社会に貢献したいという思いからだ。高齢者施設での仕事がない金曜日と週末も、理事長を務める骨粗鬆症財団の仕事や、いくつかの企業や財団での会議などで出かけることが多い。90歳になっても、いや、90歳になった今だからこそ、自分が何かの役に立てていることが嬉しく、体が動く限り、できることには精一杯取り組みたいと考えている。

老いの心境がわかるようになったのは還暦を過ぎてから

30代から大学で老年医学を研究していたからといって、そのころは、高齢の患者さんの気持ちはわかっていなかった。幸い、多くの先輩、友人、患者さんとの縁に恵まれ、医学に関わる者として貴重な経験もたくさん積ませていただいた。その研究の日々に、いつも私の頭の中にあったのは、「健やかな老いを迎えるためにはどうすればいいか」ということだった。その難問に対する答えを見出したいと研究に励み、考え続けていた一方で、実はそれを自分に結びつけてとらえたことはなかった。

老年病学教室の教授に就任したのは51歳のときだったが、その時に75歳の先輩医師から「君はまだ若すぎるよ。君の年では老人のことはわからないよ」と言われたことがある。その時はピンと来なかったのだが、それは正論だった。当時は老いの心境というものを全く理解できていなかった。多くの高齢者に接していたにもかかわらず、自分が年をとってからのことを想像し、我が身のこととして考えたことはほとんどなかったのだ。

例えば、私は新しいことに挑戦するのが好きで、これまでの人生でも迷ったときは新しい道、自分がわくわくする道を選んできた。この年になっても、何か新たにチャレンジできることはないか、と常に考え、夜、脳裏にアイデアがひらめき、目が覚めることがある。できるかできないかは別として、いや、できないことが増えているからこそ、チャレンジ精神は若いころより増して旺盛になっている気がする。そして、働くことがだんだん難しくなってくる年齢だからこそ、社会の役に立ちたいという気持ちもより一層強く感じるようになっている。

若いころの私は、高齢の患者さんの病気や身体的な面にばかり目を向けていた。本章の冒頭で紹介した囲碁好きの男性のように、その人に好きなことや生きがいがあれば、元気になることがある。だから、本来なら患者さんが何に気を悩ませているのか、どういうことを実現したがっているのかといった精神的な面にまで意識を向けるべきだったのだろう。

もう時効ではあろうが、若さゆえに高齢者をイラつかせるような言動を繰り返していたかもしれないと思うと、恥ずかしさと申し訳なさが入り混じった気持ちになる。

目の前の研究や患者さんへの対応に忙しく、我が身の行く先を想像したりする余裕がなかったともいえるが、あまり先々のことを考えずに生きてきたことがかえってよかったのでは、とも思う。

そんな私が、少しずつ老いの気持ちを理解し、高齢者のことがわかり始めたのは、還暦を過ぎたころからだったように思う。そこからまた、さらに30年弱の時を経て今の自分がいるのだが、たどり着いた答えとして大きく3つがある。健やかに老いていくためには「病気と仲良くすること」、「食べること（体の維持）」、「役に立つ意識（生きがい）」が大切ということだ。

次章では、これら3つについて、老年医学の知見をふまえて解説していきたい。

第一章

病気と仲良くし、好きなものを食べ、生きがいを持つ

「健康」とは、単に「病気がないこと」ではない

そもそも、健やかに老いるとはどのようなことなのだろうか。

ごく単純に考えれば、病気で苦しんだり、寝たきりになったり、認知症になったり、人に迷惑をかけたりせずに、できるだけ長い間ＱＯＬを高く維持し、充実した生活を送ること、といえるだろう。ＱＯＬとはQuality of Lifeの略で、「生活の質」という意味で使われるが、統一した概念があるわけではない。

一般的には、その人の生活に対する主観的な満足度、幸福感と考えられている。つまり、「よりよく生きる」「その人らしく充実した生活を送る」ということだろう。

では高齢者にとってのＱＯＬの高い生活とは、どのような生活なのだろう。日本学術会議の「高齢化社会の多面的検討特別委員会」[*1]では、「健康で幸福で自信を持ち、社会に貢献できる質の高い生活」と定義されている。

つまり、健康であることがその大前提だ。「健康が大事」だなんて、誰もが知ってい

ることだろう。しかし実は、この「健康」について、思い違いをしている人も少なくない。とくに「高齢者の健康」については、若年層や壮年層とは異なる観点で考えることが必要なのだ。

ＷＨＯの定義では、「健康とは、病気でないとか、弱っていないということではなく、肉体的にも、精神的にも、そして社会的にも、すべてが満たされた状態にあることをいいます（日本ＷＨＯ協会訳）[*2]」とされている。これはつまり、病気やケガ、障害など、身体的に何も問題がないだけでは健康とはいえないということだ。

例えば、身体的には健康でも、いつも心に不満や不安を感じていたら。あるいは、仕事をしたいのに仕事ができず、経済的に困窮し、安心・快適な生活が送れていなかったら。家族も友人もなく、孤独がつらくて耐えられないと感じていたら。

もちろん、一人でも悠々自適な生活を楽しみ、あるいは自分の好きなことに熱中し、一人でいることをつらいと感じなければ何の問題もないが、とにかく、病気がなければ健康、とは言い切れないということだ。

見方を変えれば、肉体的、精神的、社会的という3つの総合的な要素から健康は定義されるのだ。

高齢者の場合、病気が全くないということは考えづらい。いくつかの病気を抱えているほうが自然である。それゆえ、高齢者における健康は、「肉体的に満たされている」基準を下げて、総合的な及第点をめざしていくのがいいといえるであろう。

前の章で、健やかに老いていくためには「病気と仲良くすること」、「食べること（体の維持）」、「役に立つ意識（生きがい）」が大切と述べたが、「病気と仲良くする」というのは、肉体的に満たされている基準を下げるということにつながる。まずはこの点についてみていこう。

大事なことは、病気と仲良く暮らすこと

私は高齢者の診療をする際、昔からよく「病気と仲良く暮らしましょう」と患者さんに伝えてきた。

東大や東京都健康長寿医療センターでは外来を持っていたので、患者さんはみな「病気を治してほしい」とやってくるわけである。しかし、老年病は治せるものばかりでは

ない。

30年近くにわたって担当したパーキンソン病の女性患者さんがいた。パーキンソン病は、神経難病の一つで、脳の特定の領域がゆっくりと変性する。手足が震えたり、筋肉がこわばったり、動作が遅くなったりする症状が出る。進行を抑えたり、症状を軽減したりする治療はできても根治することはできない病気だ。

その女性は60歳くらいのときから私のところで受診し始め、数年後にご主人と死に別れ、その後はずっと一人暮らしをされていた。

私は「この病気は治るものではないので、病気と仲良く暮らしていきましょう」と伝えるのだが、患者さんとしてはやはり納得できるものではない。病気を治すのが医師の仕事だと思っているし、病気とともに生きていく覚悟を容易に持つことができるものではない。

しかし、私はその患者さんが外来を訪れるたびに「病気と仲良く暮らしましょう」と繰り返し、結局患者さんが90歳くらいになるまで、そうしたやりとりが続いたのである。納得したわけではなかったと思うが、その都度、いろいろな悩みごとをぶちまけ、「先生の顔を見ると安心するのですよ」と言って帰っていった。

医師としては、病気を治してあげられないもどかしさはあったが、老年病科という診療科の特性上、治せない病気やそもそも老化でどうにもしようもない患者さんが多かった。それゆえ、患者さんに、病気があっても仲良く暮らしていくことを丁寧に伝え、患者さんの不安を減らすことに尽力するほかなかったのだ。


多くの人は若いうちは、「病気を予防すること」を重要視するが、高齢者になったら病気を完全に予防することは難しい。気をつけていようがいまいが、老化はいやおうなしにやってくる。健康診断に行けば、必ずといっていいほど何らかの異常あるいは病気が見つかり、何の異常も病気もないという人はむしろ珍しいだろう。加齢とともに体の機能が衰え、病気になりやすくなるのは自然なことだ。一人でいくつもの病気を抱えることも少なくはない。

多くの高齢者は、若いころと比較して、大きく機能が低下してしまったこと、あるいは病気などにより不自由になったことを嘆く。しかし、それでは悲しくなるばかりだ。

大切なことは、病気があるかないかではなく、心豊かに自立した生活が送れるかどうか。病気があったとしても、それが高齢者の自立の障害となるものでなければ、あまり問題視することはないのだ（詳しくは第四章で述べる）。

むしろ高齢者になったら、病気を思い切って受け入れ、病気と仲良く暮らすぐらいの気持ちになれるといい。病気を抱えながらも生活の機能を保ち、ＱＯＬの低下を防ぐ、いや、むしろＱＯＬの向上をめざす意気込みを持ちたいものだ。

私自身も90歳になり、人並みに病気を抱えている。まず、糖尿病がある。３カ月に一度、病院に通っており、糖尿病と高血圧の治療薬を服用している。

糖尿病は、予備軍も含めて患者数２０００万人とされ、加齢とともに患うリスクが高くなる。厚生労働省「平成28年国民健康・栄養調査」によると、糖尿病患者さんの割合は60〜69歳の場合で16・２％、70歳以上の場合で19・７％となっている。高齢になるほど珍しい病気ではない。糖尿病については、この後の「食べること（体の維持）」と大きく関係するので後述するが、簡単に触れておくと、血糖値をコントロールする目的は心臓や血管の病気を起こすリスクを減らすためだ。その目的をふまえれば、糖尿病は「病気と仲良く暮らす」代表的なタイプだと思っている。

また、2年前に小脳梗塞を起こして1カ月ほど入院した。早期に見つけることができたため点滴治療で改善したが、後遺症として歩行障害が残った。それまでは自分の足でちゃんと歩けていたが、小脳梗塞を経験した後は歩くときには杖を使うようになり、ゆっくりとしか歩けなくなってしまった。不自由ではある。でも、それ以外の後遺症は何もなく、会話をしたり、字を書いたり、食事をしたりするのには全く支障がない。それは非常に幸運だったと思っている。

ほかにも、前立腺の病気があり経過観察を続けているが、最近、腫瘍マーカーの数値が高くなっており、がんかもしれないと考えている。

高齢者の前立腺がんは非常に多く、また前立腺がんのなかには進行がゆっくりで、寿命に影響しないタイプもあるため、あまり深刻には考えていない。多くのがんが5年生存率という指標で「治った」と判断されるのに対して、進行がゆっくりである前立腺がんは10年生存率で判断されることが多い。国立がん研究センターが発表した「院内がん登録2011年10年生存率集計」によると、前立腺がんの10年生存率は85・4％。90歳が100歳になると考えれば、私見にはなるが、前立腺がんはそれほど怖いがんには思えない。

がんであるとしても、もうこの年になって手術を受ける気持ちはない。薬物療法や放射線治療など、体への負担の少ない治療ができるなら受けるかもしれないが、いざという時の延命治療はあまり考えていない。いずれにせよ、まだ診断はされていないし、なるようになるだろうという心境だ。

高齢者のがんとの向き合い方

読者からすると、前立腺がん以外のがんならどうしたらいいのかという疑問もあるだろう。

それはがんの種類やステージなどにもよるし、高齢者では患者さんの身体的状態の個人差が大きいので、一概にはいえない。しかし、超高齢者ともなれば、「治療しない」ということも重要な選択肢になるのは間違いない。

国立がん研究センターが2017年に高齢者のがん治療についての分析をまとめた報告を発表しており、そこでは「治療なし」という選択をした患者さんの割合が示されている。全国427施設で約70万件の症例を集計した「2015年がん診療連携拠点病院等院内がん登録全国集計」で、「75歳以上、85歳以上の高齢の患者さんでは、若い年代の患者さんと比較し、部位や病期によって『治療なし』の割合が多いこと等がわかった」という結果だった。[*3]

例えば、肺がん(非小細胞がん)をみてみると、早期のステージⅠで、75～84歳の「治療なし」は7・1%だが、85歳以上になると25・4%と跳ね上がる。根治が見込めないステージⅣでは75～84歳でも30・2%となり、85歳以上では58・0%と6割近くが治療を受けていない。

国立がん研究センターは、この報告書に「併存疾患の有無、全身状態等から若い年代と同様の積極的な治療を行うことが難しいと推測されました」と見解を記している。これは「治療したくてもできなかった」ケースを示唆しているが、「治療なし」の背景にはさまざまな要因が混在していると考えられる。患者さん自らが治療を希望しないケースもあるのではないだろうか。

がんの専門医が治療できないとの診断を下すときは、患者さんが手術に耐えられない身体状況だったり、抗がん剤などの薬物治療に伴う副作用のリスクがあったりすることを医学的に判断するものだ。しかし、治療できるとなっても、治療するメリット・デメリットをよくよく考えて決めるのは患者さん本人だ。手術であれば術後合併症などのリスクがあり、その影響は超高齢者になれば大きくなる。また、入院中ベッドに寝たきりでいる時間が長いと、「廃用症候群」という心身の機能低下を引き起こす。がんは治ったけれど、すっかり虚弱になってしまったという高齢患者さんの例は読者も耳にしたことがあるだろう。

たとえ治療することで寿命が延びるとしても、治療の後遺症で生活に支障が出たり、やりたいことができなくなったりしてしまうとしたらどうだろうか。それはもう個人の

「生き方」や人生哲学に関するところなので、正解はない。ただ、治療のベネフィット（利益）とリスクを天秤にかけて判断するのが一般的だが、超高齢者の場合はリスクが想定以上に大きいとみておくのがいいだろう。

少なくとも、「治療ができますよ」というがん専門医に対して、「はい、お任せします」ではいけない。本当に治療するのがいいのか、自分の「生き方」と照らし合わせて考えてみるのがいいだろう。

認知機能の低下を心配しすぎず総合的な視点で

がんとともに高齢者が心配することが多いのは、認知機能の低下、さらに認知症だろう。しかし、加齢に伴って徐々に認知機能が低下していくのはある程度、自然なことだ。若くして認知症になるのは明らかに病気といえるだろうが、それと超高齢者における認知症とは異なるものだと思う。

あくまで個人的な見解であるが、加齢に対応するための脳の適応現象の一つとして、認知機能の低下は起きると考えている。

年をとると、身体的にも精神的にもつらいことが多くなる。高齢者にとって乗り越えなければならないのが「喪失体験」だ。喪失体験には、病気や身体機能の衰えによる「健康の喪失」や、財産や金銭に関わる「経済的な喪失」、離婚や死別といった別れによる「人的喪失」、定年や退職などによる「社会的役割の喪失」がある。つらいこと、嫌なことはすぐに忘れ、記憶にとどめないことが脳をストレスから守り老化させないためにも重要で、人生を生き抜いていく適応現象なのだと思う。

バランスド・エイジング（Balanced asing）という概念がある。加齢とともに脳の神経細胞が減少するので高齢者が物忘れをするのは仕方がないが、人としての人格・情動機能がある程度保たれていればＱＯＬの高い幸せな生活を送ることが可能であるという考え方である。

脳が数多くの機能（運動、感覚、思考、感情、言語、記憶など）をコントロールしており、脳内の領域によってさまざまな機能の役割を分担していることが最近の脳科学の進歩によって明らかにされつつある。愛や思いやり、共感というような最も人間的な特徴である人格を規定している領域は大脳新皮質の中の前頭葉にあり、一方、快、不快、怒り、恐怖などの感情と深い関わりがある領域は大脳辺縁系という古い皮質部分にあり、記憶という機能には海馬が密接に関係している。人は情動により行動することから、大脳辺縁系は行動の目的を設定し、大脳新皮質は目的を達成するための手段をつかさどる役割を担っているものと考えられる。

現在、認知症の診断に一般的に用いられている認知機能テストは、Mini-Mental State Examination（MMSE）であり、それだけで数多く機能がある脳の状態を判定することはできない。

今の風潮は、高齢者の記憶障害にのみ関心が向けられ、高齢者のポジティブな特性について語られることはほとんどない。認知症をMMSEのみで診断するのではなく、情動機能という新しい判定基準を導入して総合的な視点に立って診断すべきであろう。

近年は情動機能を評価する新しい方法として認知症情動機能検査（Mini Emotional State Examination、MESE）が提唱されている。MESEでは、情動機能を五感（視覚、聴覚、触覚、嗅覚、味覚）を通じての情動機能と、より複雑な情動機能（優しさ、幸福感、悲しさ、道徳観、社会的体験など）に大別し合計30問の質問事項があり、30点満点で総合的に情動機能を評価しようという方法である。

それによると認知症患者にはMMSEとMESEの両方とも低い人もいるが、MMSEが低くても、優しさや幸福感などMESEは正常に保たれている人がおり、認知機能と情動機能は別の機能として存在しているものと考えられる。

つまり、認知機能という一つの指標にとらわれることなく、医療現場では使われていないかもしれないが、情動機能というほかの指標を用いれば、脳の状態は異なる評価になるはずである。そう考えれば、ことさらに悲観することもないのではないだろうか。

やせた人のほうが肥満の人より死亡率が高い

次に「食べること（体の維持）」についてだ。多くの人が健康のために気をつけることの一つが食生活であり、世の中には「これを食べると健康にいい」「これを食べると病気になりやすい」といった情報が出回っている。教科書通りに言えば「栄養バランスの良い食生活を送りましょう」ということになる。

しかし、高齢者で問題になっているのは「低栄養」だ。

「低栄養」とは、エネルギーとたんぱく質が欠乏し、健康な体を維持するために必要な栄養素が足りない状態をいう。高齢になると、ものをうまく食べられなくなったり、消化機能が落ちたりすることで、栄養や水分を十分にとれなくなる。先に述べたような喪失体験の影響による食欲低下や食事摂取量の減少に起因することもある。

厚生労働省が発表した「令和元年国民健康・栄養調査結果の概要」によると、65歳以上の低栄養傾向の者（BMI≦20kg／㎡）は、男性12・4％、女性20・7％となっている。また、85歳以上では、男性17・2％、女性27・9％。年齢が上がっていくにつれ、知らず知らずのうちに低栄養状態に陥ってしまうのだ。

厚生労働省の「健康日本21（第二次）」では、低栄養傾向の高齢者は要介護リスクや総死亡リスクが統計学的にみて有意に高くなるとして、低栄養傾向の高齢者の減少を目標に掲げている。

なお別の研究では、やせた人のほうが肥満の人より死亡率が高い傾向にあることも報告されている。[*4]

高齢になると、若いころより体の筋肉や水分が減ってくるため、低栄養になると、次に示したような症状が起こりやすくなる。

- 認知機能低下
- 気力がなくなる
- 免疫力や体力の低下
- 病気にかかりやすい
- 筋肉量や筋力の低下
- 骨量減少
- 骨折の危険増

筋肉量や筋力の低下は、サルコペニア、フレイルといった病名で知られる通り、要介護などにつながる問題になっている。骨量減少は第三章で詳しく述べるが、筋肉量や筋力の低下から転倒しやすくなり、骨折の危険が増す。また、サルコペニア、フレイルは、活動度や消費エネルギーの減少、食欲低下をもたらす。それでさらに食べる量が減り、低栄養状態を促進させるという悪循環に陥るのだ。

高齢者にとっては、栄養バランスよく食べる以前に、欠乏しがちなエネルギーやたんぱく質を意識的にとるようにするほうが大事なのだ。

しかし、これがなかなか難しい。高齢者になると、食が細くなる。消費エネルギーが少ないと食欲もわかない。これはあとで述べる「生きがい」が食欲に関わってくると思っている。

また、それなりに量を食べられたとしても、高齢者は消化機能が落ちていて栄養を十分に吸収できない。若いころは食べる量を減らしたり、食欲を抑えたりすることに注力していた人も多いと思うが、高齢者は逆に意識して食べなければいけない。人間も動物なので、食べられなくなったら終わりなのだ。

サルコペニアなどの筋肉の研究の進歩により、わかってきたことは、高齢者では高たんぱくの食事をとらなければ、筋肉が減る一方であるということ。そして、肉が最も効率的にたんぱく質を摂取できるということだ。

一昔前までは、「高齢者は食べられるだけで十分である。肉はあまり食べないほうがいい」といわれていたが、現在は肉を食べることが推奨されている。

肉を食べる人は健康な人が多い

肉を食べることが健康にいいデータを紹介しよう。
食生活が高齢者の健康を維持する上で重要なことはすでに知られていると思うが、なかでも血清中のアルブミン値と総コレステロール値が高齢者の栄養状態を示す指標として極めて重要だ。ごく簡単に言うと、アルブミン値はたんぱく質の摂取量を、総コレステロール値は脂肪の摂取量を反映したものである。
東京都小金井市の70歳以上の在宅高齢者について10年間という長期にわたってこれらの値を調査した結果、血清アルブミン値が高い人ほど、10年生存率が上昇することがわかった。[*5]
また、約600人の在宅高齢者の食生活と生活機能の関連について2年間の追跡調査

食生活と生活機能の自立性を低下させる危険率

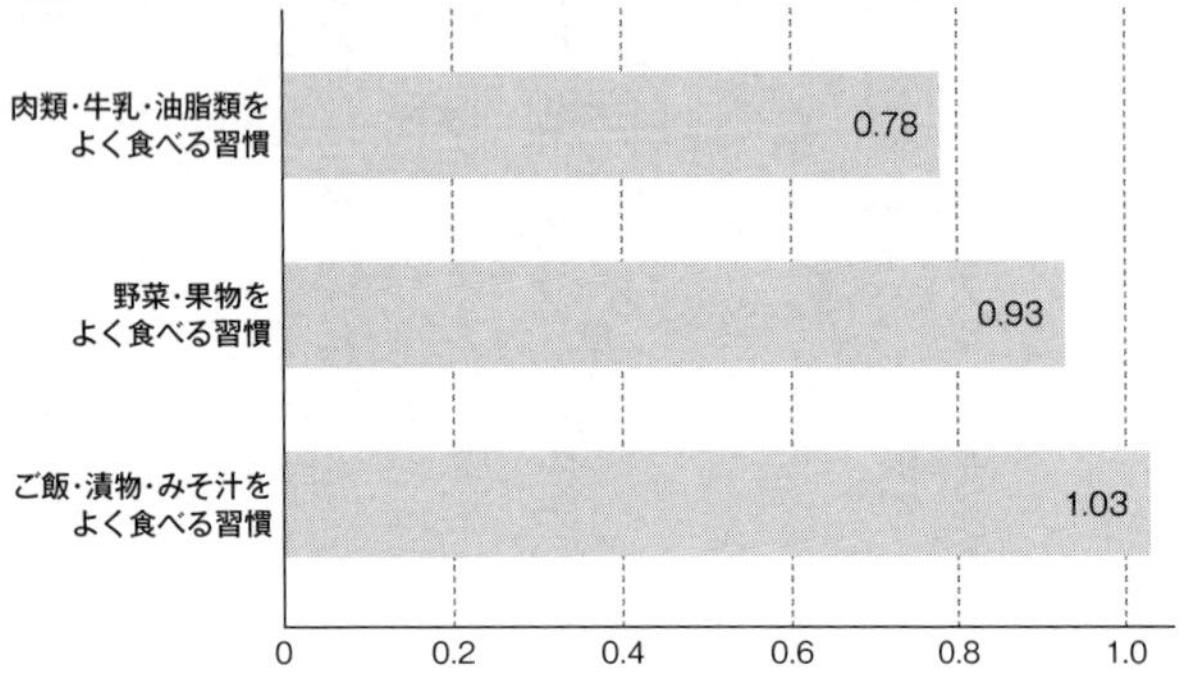

出典：熊谷修ほか：老年社会科学16:146-155 1995

をした結果、「肉類・牛乳・油脂類をよく食べる習慣」の人は、「ご飯・漬物・みそ汁をよく食べる習慣」の人に比べて生活機能が高く保たれている（自立性を低下させる危険率が低い）ことがわかった（グラフ参照）[*6]。

これらのデータは、高齢期の健康を維持するためには、食生活において肉類・牛乳・油脂類をとることがいかに重要であるかを示している。

肉を食べられるかどうかは、健康のバロメーターの一つになるのではないだろうか。

食事は細かいことを気にせず「好きなものを食べる」

さて、これまで老年医学の立場から高齢者の食事についてみてきたが、ここから食事に対する私の見解に関して述べておきたい。私は、「好きなものを食べるのがいい」と考えている。

私自身は食べることがなにより大好きで、とくに肉が好きだ。それほど多くの量を食べるわけではなく、ステーキならせいぜい200gぐらいだ。もともと肉が好きだったので、肉が健康にいいとわかって食べているわけではない。

食べる楽しみは、人間にとってすごく大事なものだ。私の性格上、「どの栄養素はどれくらい」「糖質は何gまで」「塩分は何g以内」などと細かいことを言われたら食欲がなくなってしまう。日々、食事をおいしくとるために働き、食欲が自然にわいてくるようにしたいと思っている。無理して食べるようになることほど、悲しいことはない。だから、私は、細かいことは気にせず、食べたいものを食べている。ただ、食べすぎはよくないと思うので、腹八分目にするようにはしている。何事も「過ぎたるは及ばざるがごとし」ともいわれるので、食べすぎないように、ほどほどを心がけている。

私は糖尿病があるが、食事の糖質制限などはしておらず、血糖値もあまり気にしていない。基本的には、ここまで述べてきた理由によるところが大きいが、もう少し医学的な理由を紹介しておく。一つは、糖尿病や高血圧などの生活習慣病は75歳を境にその基準が緩くなる。詳しくは第三章、第四章で説明するが、75歳以上になると、心臓や血管の病気による死亡リスクが軽度になる。

もう一つは、糖尿病においては治療薬により血糖値を下げすぎることに起因する低血糖の問題も指摘されている。低血糖によりめまい、ふらつきなどの症状が起き、転倒につながるのだ。

国立長寿医療研究センターの調査では、高齢糖尿病患者さん300人を対象に転倒あり群94人、転倒なし群206人の転倒要因を検討した結果、転倒と有意な関連性がある項目として、年齢と低血糖が抽出された。[*7] 転倒が高齢者にとっていかに危険かは第三章で述べるが、加齢とともに血糖値が高くなること自体は自然なことで、低血糖のほうが問題なのだ。

一般的に食事が十分とれなくなる理由の一つとして、口腔機能の低下もある。歯を失い、固いものがかめなくなることや、嚥下機能が弱まることで飲み込めなくなり、軟らかいものしか食べられなくなる傾向もある。

私は幸いなことに歯も健康だ。10年ぐらい前にインプラントを入れたので、今でも肉をしっかりかんで食べることができる。

歯の数と認知症発症リスクについて、神奈川歯科大学の興味深い調査がある。愛知県で4年間、4425人の歯の数と認知症発症との関係について調査をした結果、歯がほとんどなく義歯（入れ歯やインプラントなど）も使っていない人の4年後の認知症発症リスクは、歯が20本以上ある人に比べて1・9倍高いことが明らかになった。[*8] 一方、歯がほとんどなくても義歯を使っている人の認知症発症リスクは、自分の歯が20本以上ある人に比べてほとんど差がなかった。つまり、高齢になって歯を失うことは仕方がないにしても、義歯を使うことで認知症発症リスクを低くすることができるかもしれないということだ。

なぜ歯を失いかめない状態になると、認知症になりやすいのか。研究が進んでいる最中だが、固いものを食べなくなれば必要な栄養が不足することや、かむことによる脳への刺激が減り記憶力などの機能の低下が起こることが考えられている。

生きがい（喜びや楽しみ）を感じる割合は72・3％

好きなこと、それがあるから前向きに生きていこうと思えること。それはつまり「生きがい」だ。3つ目の「役に立つ意識（生きがい）」について述べたい。体に悪いところがあっても、「自分が生きているかいがある」と思える何かがあれば、人は元気になれる。達成感があれば食欲もわいてくる。

内閣府「令和4年版高齢社会白書」によると、内閣府が2021年に行った「高齢者の日常生活・地域社会への参加に関する調査」では、生きがい（喜びや楽しみ）を感じる程度について、「十分感じている」と回答した65歳以上の人は全体の22・9％、「多少感じている」が49・4％であったという。これらを合わせると72・3％となる。一方で、「あまり感じていない」、「まったく感じていない」と回答した人が20・5％であった。[*9]

この割合を読者はどうみるであろうか。

同調査によると、例えば、近所の人との付き合いについて、趣味をともにする、お茶

65歳以上の者の社会活動への参加状況と生きがいの感じ方
（複数回答）

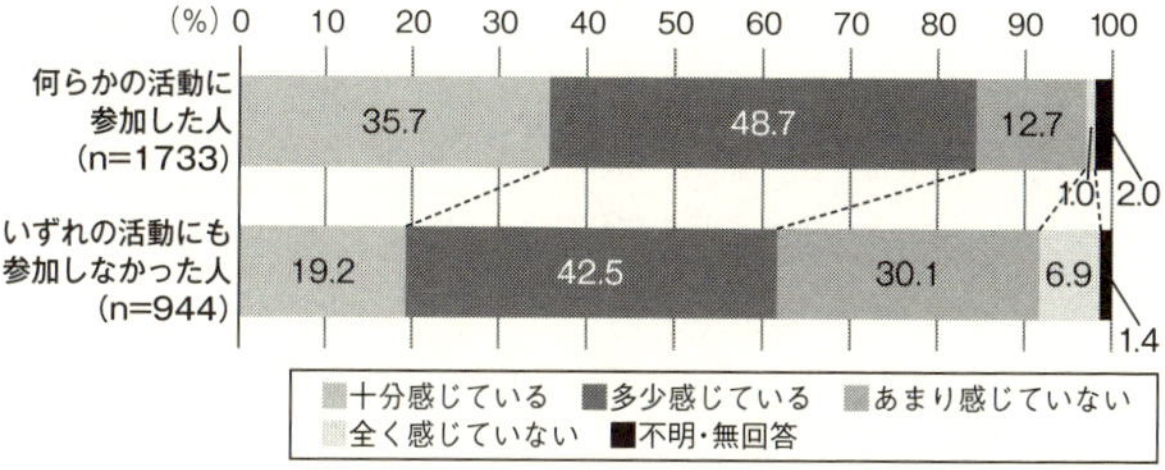

（注1）「何らかの活動に参加した人」とは、直近1年間に「趣味（俳句、詩吟、陶芸等）」「健康・スポーツ（体操、歩こう会、ゲートボール等）」「生産・就業（生きがいのための園芸・飼育、シルバー人材センター等）」「教育関連・文化啓発活動（学習会、子ども会の育成、郷土芸能の伝承等）」「生活環境改善（環境美化、緑化推進、まちづくり等）」「安全管理（交通安全、防犯・防災等）」「高齢者の支援（家事援助、移送等）」「子育て支援（保育への手伝い等）」「地域行事（祭りなどの地域の催しものに参加）」「地域行事（祭りなどの地域の催しものの世話等）」のいずれかに参加した人を指す。
（注2）四捨五入の関係で、足し合わせても100.0%にならない場合がある。

出典：内閣府「令和5年度高齢社会対策総合調査（高齢者の住宅と生活環境に関する調査）」

や食事を一緒にするなどの付き合いをしていない人は、いずれもこうした付き合いをしている人に比べ、生きがい（喜びや楽しみ）を感じていない人の割合が高い傾向にあり、また、親しくしている友人・仲間が少ない人に関しても同様の傾向がみられた。

社会活動が生きがいにつながっていることを示す調査結果もある。内閣府「令和5年度高齢社会対策総合調査（高齢者の住宅と生活環境に関する調査）」では、直近1年間に何らかの活動に参加した65歳以上の人は、いずれの活動にも参加しなかった人に比べ、生きがいを感じている割合が高かった（グラフ参照）。
私は、老いとともに生きる上では、この「生きがい」というものが欠かせないと考えている。ここから、健康長寿になぜ「生きがい」が重要なのかということを説明したい。

高齢者ほど「生きがい」を持ったほうがいい理由

高齢者は、さまざまな原因によってストレスにさらされることが多い。それは例えば、ライフステージごとに繰り返される喪失体験や、医療的、経済的な不安、自身の存在価値が失われる怖さなど、多岐にわたる。さらに、ストレスからうつ症状や被害妄想、心気症などが起こりやすくなるという特徴もある。心気症とは、検査をしても医学的に異常がみられないものの、ちょっとした心身の不調を過度に心配して病気だと訴えることだ。

そう考えると、幸福感を抱くこと、自信を得ることが難しいことのように思えてしまうが、日々のちょっとした楽しみがあれば、心の持ちようも生活も変わる。高齢者こそ、楽しみや好きなこと、つまりは「生きがい」を持つことが必要だと思うのである。

私が毎日仕事に出かけるときに、マンションの外で会うおばあさんがいる。おばあさんは毎日朝晩2回、野良猫にエサをやっている。雨の日も風の日も、毎日欠かさずやっているので、ある日私が「大変ですね」と話しかけると、「これが私の生きがいなんです」と言うのだ。とても驚いた。でも、そういうことだと気づいた。野良猫はおばあさんにエサをもらえると思って、朝晩やってくる。おばあさんを待っているわけだ。おばあさんにとっては、猫のためにエサをやるという毎日のその営みこそが「生きがい」であり、人生の励みになっているのだ。

生きがいがある人ほど健康である――いくつかの研究報告より

私が大学で研究していたころはまだ、「生きがいとは何か」「生きがいが大切だ」などと言う人はあまりおらず、そのような、ある意味スピリチュアルなことをテーマとした研究はそれほど多くなかった。それは研究対象としても、身体的なことは数値で示せるのに対し、精神的なことは数値で示しづらいということもあったかと考えている。しか

健康状態別生きがい（喜びや楽しみ）を感じているか（択一回答）

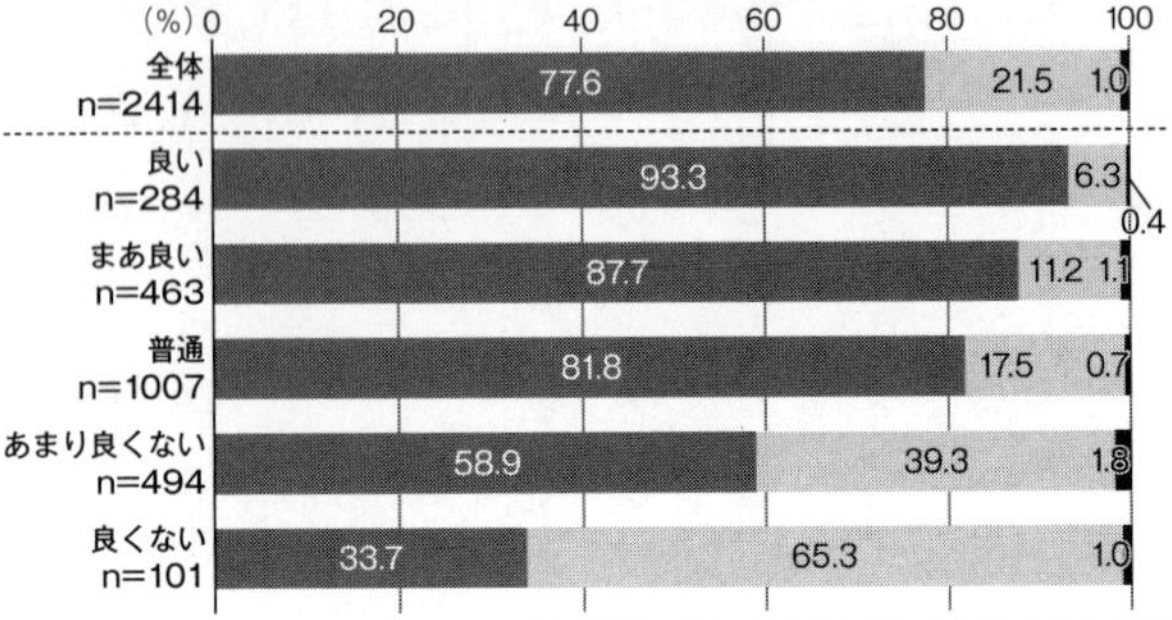

■感じている　■感じていない　■不明・無回答

（注）四捨五入の関係で、足し合わせても100.0%にならない場合がある。

出典：内閣府「令和5年版高齢社会白書」

し、現在では高齢者と生きがい、あるいは生きがいと健康に関する研究や調査も少しずつではあるがなされているようだ。いくつか紹介しよう。

内閣府の「令和5年版高齢社会白書[*10]」では、全国の65歳以上の男女2414人を対象に行った「令和4年度高齢者の健康に関する調査」の結果として、健康状態が「良い」と回答した人ほど生きがいを感じる程度は高く、健康状態と生きがいは非常に強い相関関係がみられると報告されている（グラフ参照）。ちなみにこの調査では、社会活動（健康、スポーツ、地域行事など）に参加した人のほうが、参加していない人より健康状態が良い人の割合が高いという報告もある。
　和歌山県のある市町村の住民約3000人を対象として行われた「主観的な精神健康度と身体健康度、社会生活満足度および生きがい度との関連性」という研究[*11]では、高齢者ほど生きがいが低下することが報告されている。そして、高齢期の男性は、生きがい度の低さが精神的な健康度の低さに強く影響しているという報告が得られた。この研究では、とくに高齢期の男性では、家庭や社会での自己の存在意義（生きがい）が十分に見出されていることが、精神的な健康度に大きく影響するという指摘もある。
　ほかにも、7年以上にわたり、60歳以上75歳未満の約1000人を対象に行った研究では「歩行習慣、睡眠時間に加えて、生きがいがあることが高齢者の生命予後に重要な影響を与えていた」と報告されている。[*12]
　さらに、40歳以上80歳未満の約3000人を6年以上追跡調査したところ、「生きがいがあるとはっきりいえない者、ストレスがある者、頼られていると思わない者はそうでない者に比べ、年齢、喫煙、飲酒、高血圧の既往歴を調整しても循環器死亡のリスクが上昇していた」という結果も出ている。[*13]

なぜ、生きがいがあると健康になるのか

紹介したように、生きがいが健康長寿につながるという報告は多い。では、生きがいがあることが、どのようなメカニズムで健康につながるのだろうか。それについてもいくつかの研究報告があるようだが、生きがいの研究というのは難しい側面もあると思っている。なぜなら、何を生きがいとするかは人それぞれであり個人差が大きいものであるからだ。また、生きがいとは主観的でスピリチュアルなものでもあることから、医学的に研究することは難しいのではないかと思うのだ。

ただ、私の医師としての経験もふまえて考察するに、生きがい、つまりは楽しいこと、熱中できること、あるいはやるべきことがあると、気持ちに張り合いが生まれ、精神的に満たされる。もしくは前向きな気持ちになれる。

心が元気になれば、行動も変わる。日々の生活にも意欲的になり、積極的に人と関わったり、社会的な活動に参加したりもするようになる。さらには、いつまでも健康でいられるようにという意識も高まり、運動をしたり、食事に気を配ったりということもす

るようになるかもしれない。その結果、心も体も健康になり、長生きできるというストーリーが成り立つのではないだろうか。

正直なところ、現代医学でそのメカニズムは説明できない。人体に関する多くの不思議がいまだ解決されていないように、生きがいは医学を超えた神秘的なパワーなのだ。小難しい理屈は抜きにして、そのパワーを信じてみる価値はあるだろう。

「これをしたら体によくないからやめよう」とか「健康になるためにこうしなければ」などと考えて義務的に運動や食事といった生活習慣を改善するのは、楽しくないし、つらいだけだから長続きしない。でも、自分の好きなことや楽しみを見つけ、それに打ち込むことで自然に健康になれるとしたら、そんなハッピーなことはないだろう。

私の生きがいは「仕事」、ささやかで新たな楽しみ

私自身が健康でいられるための「生きがい」は何だろうか。考えてみたところ、一つはやはり「仕事」だと思い至った。これはどちらかというと、趣味や好きなことというよりは、やるべきことの範疇だろうか。

小脳梗塞の後遺症で歩行障害があるなか、毎日仕事に通うのは大変だ。でも、私が行かなければ困る人がいる。施設に着けばスタッフが頼りにしてくれる。入所者も待っていてくれる。そう思うと「行かねばなるまい」という気持ちになり、毎朝ソファから「よっこらしょ」と立ち上がるわけだ。入所者の健康管理をしなければならない。新たな入所者が来れば健康状態や服薬状況の確認もしなければならない。病院に行くことが必要なら紹介しなければならない。施設ではやるべきことがたくさんある。

歩くのが不自由で、杖を使わなければ歩きにくい。ゆっくりとしか歩けないから回診も以前よりずいぶん時間がかかるようになった。それでも自分がしなければならないことがあるということ、必要とされているという意識は、「よし、がんばるか」という気持ちにさせてくれる。さらに、多くの人と関わること、話をしたり考えたりすることは脳への良い刺激になっているし、歩き回ることはリハビリにもなっているだろう。

また、私は朝の日課として、ベランダの花々に水やりをしている。我が家はマンションだがベランダが二つあり、妻も私も花が好きなため、鉢植えがたくさん置いてある。

季節ごとにさまざまな花が目を楽しませてくれるが、なんせ数が多く、水やりだけでもちょっとした運動になる。

私は最近、毎朝の花の水やりに加え、ベランダにやってくる小鳥のために少量のエサを置くようになった。何羽かでやってきては、チュンチュンとかわいい声を聞かせてくれる。猫のおばあさんにちょっと影響を受けていると思う。でも生活に、ささやかながら新たな楽しみが加わった。

生きがいについてもう少し考えてみたい。新聞の読者投稿欄には、生きがいに関する投稿がけっこうある。これなどは思わずうならされた。

（ひととき）82歳、今も青春

82歳になる夫は、身長が若い時に比べて5センチも低くなり背中も丸くなってきた。そんな夫の趣味は路上でのギター弾き語り。60歳を過ぎた頃から、路上でギターを弾きながら歌っている若者に憧れ、自分もやってみたいという思いがあふれてきたようだ。

（中略）64歳の時は一人でフランスへ2週間「歌の旅」に出た。言葉もよく話せない日本のおじいちゃんの歌を聴き、笑顔と拍手をくれた見知らぬ国の人たちの温かさにも触れた。古びたギターケースに頂いた投げ銭もうれしかったようだ。

仕事をやめた今、彼の生きがいは市内の街角や公園、イベント会場、そして月に一度東京・巣鴨のとげぬき地蔵境内で開くライブで歌うこと。いつまで続けられるかわからないが、一日でも長く楽しんで欲しい。（2024年10月5日朝日新聞「ひととき」一部抜粋）

機会があれば私も演奏を聞いてみたい。生きがいは仕事や社会奉仕でなくても、何でもいい。この方は、ギターと歌を通して周りの人たちを幸せにしていることだろうけど、本人がやりたいことなら、とるにたらないことだろうが何でもいいのだ。

また、朝日新聞には、投稿すること自体が生きがいと語る88歳女性のインタビューが掲載されている。

その女性は、認知症高齢者グループホームで暮らしながら、定期的に投稿を続けており、インタビューに次のように答えている。

「『ひととき』の大ファンで必ず読んでいます。それと天声人語も。もう何回ぐらい投稿したかしら？　12～13通は書いたと思うけれど。投稿は生きがいなので、（掲載は）ありがたいです」

「1面の大きな見出しの記事、興味のある記事を読んで、この記事についてちょっと書きたいなと思ったら、ノートにメモしています」

「テレビをあまり見ないので、寝る前の時間に部屋で書いてます。漢字を調べる辞書を片手にね」（同年9月21日朝日新聞）

文章を書くことで、認知症の症状ができるだけ進まないようにしたいという思いも、投稿を続ける理由だという。これは、高いお金がかかるわけでもなければ、特別な能力や条件が必要というわけでもないはずだ。私自身は詳しくないが、今日から突然SNS（ソーシャル・ネットワーキング・サービス）を始めても楽しいだろう。気持ち次第でできることだと思うし、それが日々の楽しみになっているのがいい。

50歳で本格的に始めた趣味の囲碁

生きがいと密接に関わるものとして、趣味は大事だと思う。私の趣味は囲碁だ。序章で紹介したように、高齢者施設の囲碁好きの男性に求められて、囲碁の相手をしていたこともある。

学生のとき、囲碁が好きな友人にその醍醐味を教わり、それからなんとなく続けてきたが、本格的に始めたのは50歳になろうかというころだった。脳の若さを保ちたいという思いから積極的に打つようになったが、何事も基本が大事ということで、プロ棋士の石倉昇九段に師事してきた。月に1回のペースで石倉九段に自宅に来ていただいて勉強を続け、69歳でようやくアマ七段の免状を持つまでになった。

私が楽しそうに囲碁を打つ姿を見て興味をそそられたのか、あるいは脳の若さを保つために良さそうと感じたのか、私の妻も50歳ごろから本格的に囲碁を始め、5年でアマ二段にまでなった。夫婦二人ですっかり囲碁の楽しさにはまり、現在に至っている。

いまだ現役で働いている身ではあるが、一方で生涯にわたって楽しめる趣味を持てたことも、良い影響を与えているに違いない。

囲碁の局面には、10の360乗もの膨大な変化があるといわれており、単純な計算や記憶力だけではとても打てるものではない。局面全体をみるバランス感覚、総合的な判断力など、「右脳」の力が重要なのだ。

ヒトの脳でも、「左脳」は主に計算や記憶といった機能を担い、「右脳」は総合的な判断力と、形や空間を認識する機能などを担うといわれている。一般的に高齢になると、左脳の機能は衰えてくる。買い物に行ってちょっとした暗算ができなかったり、忘れっぽくなったりするのはそのせいだ。しかし一方で、右脳の機能はむしろ高くなる。それは、右脳の機能は経験や学習によって高まるという特徴があるからだ。

したがって、脳に刺激を与え、右脳の能力を高めることは、脳の若さを保ち、認知症の予防にもつながると考えられている。

長年、認知症の研究や治療に取り組んできた金子クリニックの金子満雄氏の調査では、認知症の症状がみられる人の頻度は、一般的な老人クラブでは13％なのに対し、趣味を持つ高齢者のグループでは5％、なかでも囲碁グループでは0％だった。もちろん、認知症があれば囲碁は打てないため当然だ、と思う人もいるだろう。受け取り方は人それぞれだと思うが、興味深い調査報告ではある。

社会とつながり、自立した生活を送ることをめざす

生きがいは何でもいいと述べてきたが、さらに理想を言えば、社会とのつながりがあったほうがいい。

高齢になると、ひざや腰が痛くて出歩くのがおっくうになったり、耳の聞こえが悪くなって会話に加わりにくいからと人付き合いを控えたりと、家にこもって外とのつながりを断ってしまう人も少なくない。でも、健康でいるためには社会とのつながりを保ち続け、人との交流を積極的に持つことが必要だ。人生は人のネットワークに支えられており、孤独は健康を損なうリスク因子になる。

もちろん、読書をしたり、ラジオを聞いたり、絵を描いたり、テレビで好きな映画を観たりと、家で一人の時間を楽しむことも豊かな生活においては大切だ。一人で過ごす豊かな時間と、孤独な時間は全く別のものだ。そして、一人の豊かな時間と同じくらい、

社会との関わり、もっといえば高齢者が外で活動できる場を持つことは非常に重要なのだ。元気で体が動くうちは、できるだけ家にこもらず、外に出ることを心がけたい。

一方で、だんだんと体が衰えると外に出ることも難しくなるだろう。それでも、人と関わることはできる。人と関わること、とくに自分にとって大事な家族や友人などと過ごす時間は高齢者にとっても大切なものだ。

私が働く施設には、高齢でかなり体が弱っている人や、認知機能の低下がみられる人もいる。そういう人は、外出して人と関わることも難しくなり、会話をすることが困難なこともある。そうなると、自然と表情も乏しくなってしまう。しかし、そういう人たちにとっても家族が面会に来ることは大きな刺激になる。記憶力が低下しても、大事な人だということは感じとれるのだろう。家族と向き合うと表情が変わる。嬉しそうな笑顔を見せたり、言葉を発したりすることもある。人が人から受け取るパワーは大きいのだ。

さらに、人は「受け身でいるとき」に比べて、自ら何か行動を起こしたり、自分の意見を述べたりして他人と関わりを持ったとき、より能力を発揮しやすくなるといわれている。

実際に、社会的に活動性の高い高齢者は、そうでない高齢者と比較して、日常生活動作能力（ADL）の低い人が少ないという研究報告もある。[*14] 社会活動は、労働でも趣味でも、ボランティアでも、何でもいい。社会とつながり、その中で活動することは高齢者の自立機能を維持するために極めて重要な役割を果たしているのだ。

社会の中で人と関わりながら、自分の生活は自分で守るという意識を徹底する。それが、老いても健やかに、自立した高齢者でいるために必要なことといえるだろう。

自立した高齢者になるための「心の準備」と「経済的な準備」

自立した高齢者になるためには、老いても「自分の生活はできるだけ自らの責任で支える」という心構えを持つことが重要だ。そして、若いときからの準備が必要で、おそらく本当の高齢者（75歳以上）になってから気づいても遅いのだろう。では、何を準備すればいいのか。

一つは、「心の準備」だ。日本人には自立していない人がとても多いと感じる。いわゆる「みんなで渡れば怖くない」という横並び意識が強く、「甘え」や「なれ合い」の関係性がみられることも多い。「個性」や「自我」といったものを「よくないもの」ととらえ、個性的な人、自己主張できる人を仲間外れにしたり、攻撃したりする人も少なくない。

一方で、とくに高齢者には依存心が強い人も結構多い。「年をとったら国が面倒みてくれるだろう」という意識の持ち主も、いまだにいるのではないだろうか。

これまでは、「高齢者＝弱者＝社会の負担」というマイナスのイメージを持たれることが多くあったが、そのようなイメージも改め、高齢者自身が「社会の貴重な担い手」という認識を持つべきだ。「自分の生活は自分で支える」という自覚と強い意思を持つことこそ、自立の一歩だと考える。それはつまり、「自分の人生は自分の責任で生きる」ということだ。

自立した高齢者になるために必要な、もう一つが「経済的な準備」だ。自分の生活を自分で支えるためには、可能な限り長く働くことだ。自分の老後を過ごすために必要なお金を予測し、計画的に貯蓄することを心がけると同時に、自分で働いて稼いだお金は自分の代で楽しく使い切ってしまうことだ。自らの財産は自らが自立した高齢者になるための基盤として役立てることを考えたい。

第二章

100歳まで若さと健康を保つ10のコツ

90歳での同窓会。卒業生80人のうち参加者は15人

つい先日、大学の同窓会があった。私は1959（昭和34）年に東京大学医学部を卒業したのだが、それ以来、「三四郎会」と銘打ち、ほぼ毎年同窓会をやってきた。もう65年になる。よく考えたらすごいことだ。よく続いていると思う。卒業生は全部で80人いるが、そのうち2024年に参加したのは15人。だいぶ減ってしまったと思う。ほとんどが90歳前後になるのだから、当然といえば当然か。

それでも、まだ15人の元気な顔を見ることができた。そして、その15人に共通するのが、みな何かしらの「やるべきこと」を持っているということだった。開業医で、自分のクリニックで診療している者や、外科医としてまだ手術をしているという強者もいた。ふつう、外科医は50歳を過ぎるとだんだんと手術をする回数も減ってくるものだが、やっぱり元気でバリバリ仕事をしていると90歳でも手術ができるのだ。その緊張感や集中力たるや、さぞかし脳への大きな刺激となっているだろう。

そこまで大それたことでなくても、やはり、やるべきことのある人が元気でいられる。

何かしていることが大事なのだろう。やることは何でもいいのだ。

ちなみに、医師は自分の専門分野の病気になるといわれるが、あながち間違ってはいないと思う。がんの医師はがんになり、循環器の医師は心血管疾患になるという具合だ。私は骨粗鬆症が専門なので、骨粗鬆症になるのではと思ってきたが、最近転倒してしまったときも幸いに骨折しなかった。これは本当によかった。もっとも、身長が２㎝縮んでいるので、骨粗鬆症なのかもしれないが。

人生の下り坂で友人が授けてくれた知恵「落ち目考」

同窓会の話にもう一つだけ、おつきあいいただきたい。卒業後40周年を記念して開かれた会に参加したときのことだ。当時はまだ60代。多くの友人たちは定年退職し、第二の人生を楽しんでいたが、その中で、友人の一人、高田直行君が述べた「落ち目考」がとても印象に残っている。私のそれ以降の人生に大きな影響を与え、みなさんの参考にもなると思うので、ここに紹介したい。人生という長い坂道を上り切り、下り坂にさしかかった男の心境が率直に述べられている。

――最近とりわけ滅入るのは、患者さんの名前と顔が一致しなくなったことだ。さらに困ったことに、自分が手術した患者さんのおなかがどうなっていたかも、しかとは覚えられなくなってしまった。また、喜んでいいのか悲しんでいいのかよくわからないけれど、一緒に仕事をしている若い女性たち（ナースやクラークさんたち）がやけに優しくしてくれる。これって多分、人生の「落ち目」にさしかかっている証拠なんだろう。まだボケには至らないにしても。

さてここで「落ち目」の深みにはまらないために、日ごろ私が実践している秘策を紹介する。

- 手抜きしないでオシャレをする（くたくたのズボンははかない。ワイシャツは一日で取り替える。ネクタイの緩みは許さない――これで背筋がシャンとしてくるのだ）
- 「落ち目」同士で群れない（もっとも、これをあまり徹底すると三四郎会〈昭和34

年卒同窓会〉に出られなくなる）

・異文化と付き合う（例えば外科医が外科医＝同じ穴のムジナと付き合っても「目からウロコは落ちない」ということ。目にどんどんウロコが張り付くと、これは大変な「落ち目」なのだ）

・適当に仕事をする（適当にというのが難しい。集中力と手抜きのバランスがうまくとれればいいんだけれど……）

・エスカレーターやエレベーターには間違っても乗らない（人間への進化は脳から始まったわけじゃない。直立歩行すなわち下半身から始まったのだ）

・「落ち目」になったことを自覚する余裕を持つこと

若さと健康を保つための10の秘訣

友人の「落ち目考」を紹介したが、ずっと若くありたい、健康でいたいと思うのは人類共通の願いであろう。「年相応でいい」という人もいるだろうが、それでも不健康よりは健康でいるほうがいいだろうし、老いずに済むなら老いたくないという人がほとんどではないだろうか。

東京大学医学部附属脳研究施設の故朝永正徳教授は、「ボケやすい人の生活」として、次の5つのタイプを挙げている。

①他人の言い分を聞かず、自己中心にしか物事が考えられない頑固な人
②すぐ腹をたてて、どなったりイライラしたりする短気な人
③仕事人間で無趣味な人
④協調性がなく人の輪に入れない孤独な人
⑤人を信じられず、モノしか頼れない人

これを読んで、内心ヒヤリとした人はいないだろうか。ある意味、どこにでもいそうな人の、どこにでもありそうな特徴ともいえる。では、こういう人はどうすればいいのか。単純に考えれば、この5つのタイプと正反対のことをすればいい、ということにな

るが、せっかくなので、「落ち日考」の秘策も拝借し、改めて私なりの「若さと健康を保つための10の秘訣」を挙げてみたいと思う。100歳まで、というと大げさかもしれないが、超高齢者にとってはいずれも有益な内容だと考えている。

①　手抜きしないでオシャレをする

オシャレとは老化予防の最大の秘訣であると考えている。そもそも、オシャレとは何か。『広辞苑』によると「みなりや化粧を気のきいたものにしようとつとめること。また、そうする人」と定義されている。しかし、私自身が考えるオシャレとは、その人の人柄や生活環境、生き方、人生観などが複合的に反映された、極めて格調高い概念である。オシャレは個性の一面であり、その人を最も魅力的に見せる手段の一つでもあるだろう。

とくに重要なことは、オシャレというものの背景には、「心のゆとり」や「遊び心」、そして、その基盤となる「ある程度の経済的な余裕」が必要であることといえるのではないだろうか。

若さと健康を保つための10の秘訣

1. 手抜きしないでオシャレをする
2. 落ち目同士で群れず、異文化と付き合う
3. 適当に仕事をする
4. エスカレーターやエレベーターは間違っても使わない
5. 落ち目になったことを自覚する余裕を持つ
6. 他人の話を聞き、広い視野で物事を考える
7. 上手に気分転換して嫌なことはすぐ忘れる
8. いくつになっても好奇心旺盛でいる
9. インプットだけでなくアウトプットもする
10. 適度な運動をして自立した高齢者でいる

日本には昔から「粋」という概念がある。この「粋」の対極にあるのが「野暮」である。いわゆる「野暮ったい」の野暮であり、洗練されていないこと、ダサいことを意味する。哲学者、九鬼周造氏は『「いき」の構造』（岩波書店）で、「粋」といわれるには、ただその時代の流行をセンスよくとり入れるだけではダメで、一定の年季と教養が必要であると述べている。そして、粋とは異性に認めてもらいたいオシャレのことだとも言及している。[*1]

『人は見た目が9割』（竹内一郎著、新潮社）という著書が売れた時代もあった。人はなぜオシャレをするのか？　例えば男性であれば、「若く見られたい」「素敵と思われたい」という気持ちから

外見が気になるようになり、クジャクのオスが色鮮やかな羽を広げてメスの歓心を得ようとするように、オシャレをしたくなるのではないだろうか。

作家の渡辺淳一氏はその著書『熟年革命』（講談社）の中でこう述べている。「異性の視線を意識することがオシャレのきっかけとなり、最も手っ取り早い方法は恋をすることである」と。[*2] また出版プロデューサーであり生活経済評論家でもある川北義則氏は『男の品格』（ＰＨＰ研究所）で「異性との付き合いが若々しさを保つ秘訣である」と述べている。[*3] 異性と付き合うことでお互いに緊張するから立ち居振る舞いにも気をつけるようになり、オシャレにも気を配る。そんな神経の使い方がいつまでも若々しさを保つことにつながると言及している。

老年医学者として私も彼らの意見には賛同する。高齢期を迎えた男性にとって、オシャレとは「心と体の身だしなみ」と心得、無理せず自然に身に着けるべきものと考えている。異性との駆け引きや恋愛との関わりを抜きにしても、オシャレは楽しく、若さを保つために有用なものと考える。

日本には、「見た目より内面が大事」という考え方が根付いているが、私はこの考え方は古いと思う。確かに内面は大事だが、それと同じくらい、いや、それ以上に外見も大事である。「馬子にも衣装」ということわざがあり、それには「見た目が悪い人でも外見を飾れば立派に見える」という、あまりよくない印象を与える響きがあるが、発想を転換すれば「外見を若々しく整えれば心もおのずと若々しくなる」ということではないか。若々しく整えるというのは、何も無理をして若作りするということではない。

自分がどういうファッションが好きで、どんな色を好み、どんなものを身に着けたいか。自分に似合うもの、自分を少しでも素敵に演出できるファッションを考えることは楽しくもあり、脳への刺激にもなる。トータルコーディネートして外出すれば気分も明るく、足取りも軽くなるはずだ。これが脳の若さを保つのに、役立たないわけがないだろう。

・気がつけば私自身もこの秘訣を実践していた

医師として高齢者施設に入所する人を見ていても、それは実感する。施設は共同生活の場でもあるので、食堂などの共同フロアに行けば、ほかの入所者と顔を合わせる。ある女性は装飾品が大好きで、毎日共同フロアに出てくるときは必ず異なる装飾品を身に着けてきた。それを自慢したかったのだろうし、そのように着飾った自分を認めてもらいたかったのだ。施設という多くの人が入所する場とはいえ、慣れ親しんでしまうとなかなかそこまでできないはずだが、それがその女性の生きがいであり、健康を保つ秘訣だったように思う。

私自身も気づかぬうちにこの秘訣を実践していた。ただし、くたくたのズボンははかない、ワイシャツは一日で取り替える、ネクタイの緩みは許さないなどということは、私にとっては身だしなみの範疇であり、オシャレというほどのものではない。

私は若いころから学会などで海外に出張する機会が多かったため、身の回りのことは自分でする習慣ができている。毎日、背広に合ったワイシャツとネクタイを自分で選ぶという生活をしており、妻に選んでもらったことはない。

毎朝起きると、今日はどの服にしようかと考えるのが楽しみだ。服が決まれば、後は全身のバランスを考え、シャツ、ネクタイ、カフスボタンや時計などの小物類を選ぶ。

鏡の中でトータルコーディネートが完成すると、背筋がシャンとする。この習慣により脳も活性化され、若さを保つにも役立っていると思う。

・自分に似合うもの、自分の好きな服を身に着けよう

私の好みは緑と茶で、その色の衣類を身に着けることが多い。とくに緑が好きだ。日本人は、なぜか紺やグレーの背広を着ている人が多い気がする。その理由は、みんなと同じ色を着て、なるべく目立たないようにという発想からではないだろうか。こんな現象は日本でしかみられない。日本には、自己に目覚めていない人が多いのではないだろうかと思ってしまう。あるいは、自分の好きな色を着ることを恥ずかしいと思っているのか、自分に似合う色がわからないのか……。

他人に不快感を与えない限り、もっと自由に自己表現し、自分の好きな色の服を堂々と身に着ければいいのに、と思うのである。私は自分の好きな色の服、自分に似合うだろうと思う服を着る。今でもときどきは行きつけの仕立て屋さんを訪れ、生地から選んで自分の好きな服を作ることを楽しみにしている。昔に比べればずいぶん減ったが……。

洋服はたくさん持っている。そろそろ少しずつ整理して、着ないものは処分していかなければ……とも考えている。でも、やはり服が好きだから、新しいものも欲しくなってしまうんだよな。オシャレも私が元気でいる秘訣の一つだ。

② 落ち目同士で群れず、異文化と付き合う

自然なことなのかもしれないが、年齢が上がるほど、小学校、中学校、高等学校、大学などから同窓会の案内が届くようになる。落ち目となり、なんとなく寂しくなると、同類と慰め合いたいという気持ちがふくらむのは理解できる。ただ、同窓会に毎回出席するという現象は、脳の老化の進んだ人によくみられるようで、何事もほどほどにしたほうがいいと思っている。同窓会の案内が届いて予定が空いていたとしても、ときどき欠席するくらいがちょうどいい。そのほうが参加したときのありがたみが増すというものだ。

異文化と付き合うことは、落ち目の防止策として極めて重要と考えている。言い方はよくないが、「同じ穴のムジナ」と付き合っていても、いつも同じ発想でしか話が進まないため、新たな発展が生まれないのだ。

右脳と左脳の働きの違いを前の章で述べたが、右脳は総合的な判断力をつかさどり、その働きは年をとってからも経験や学習によって高まることが期待できる。異文化と付き合うということは、これまでの経験や論理では割り切れない新たなものと向き合うということ。つまりは、それまで以上に総合的な判断力を求められることになる。その結果、より右脳の働きが鍛えられることから、脳の若さを保つために有用と考えられるのだ。

異文化と付き合うことの良さを示すデータではないが、同居以外の他者との交流が週1回未満では、健康上のリスクとなる可能性があることがわかっている。

JAGES（Japan Gerontological Evaluation Study、日本老年学的評価研究）プロジェクトの研究調査で、2003年10月に愛知県の65歳以上の歩行・入浴・排泄が自立している高齢者1万2085人を対象として、同居以外の他者との交流の頻度別に、約10年間の要介護状態への移行と認知症の発症、死亡状況を追跡した。

毎日頻繁に交流がある人を1とした場合の、交流頻度別の要介護2以上の認定、認知症の発症、死亡のリスクをみると、月1～週1回未満の頻度では、要介護2以上の認定となるリスクが1・4倍となり、認知症を発症するリスクが1・39倍になる。さらに、月1回未満の頻度では、早期死亡が1・34倍みられやすいことが報告されている。[*4]

私自身、常に新しいことにチャレンジすることをモットーとして生きてきた。そのためには同じ穴のムジナと付き合っていてはダメで、異文化と交流し、目からウロコが落ちる経験が必要なのだ。なぜなら、いわゆる「専門家」と称する人種には、必ずといっていいほど「盲点」があるから。盲点とは、いってみれば「目に張り付いたウロコ」のようなものだ。異文化と接して目のウロコがはがれ落ちて初めて、盲点に気づく。そして新たな発想が生まれ、新しいことにチャレンジする心構えができるのだ。

実際に私の研究生活を振り返ってみても、そのことは証明されている。私はカルシウム代謝の研究をしてきたなかで、ウナギカルシトニンというホルモンの発見がきっかけとなり、それを骨粗鬆症の治療薬として活用する道を開いた。きっかけは、東大老年病学教室に入って2年目にノースカロライナ大学に留学したことだった。

ちょうどその時期に同大学でサイロカルシトニンという新たなホルモンがネズミの甲状腺から見つかり、のちにカナダで同じホルモンがサケに存在することが発見され、カルシトニンと呼ばれるようになった。このホルモンに大変興味を持った私は、帰国後、企業と共同研究を始めたが、サケにあるならほかの魚にもあるのではと考え、湯島の行きつけの天ぷら屋さんに頼んでウナギ、コイ、アユ、ヒラメなどを魚河岸で買ってきてもらった。

サケは海に棲むが産卵時には川に上がる。そこから、海水と淡水の両方に棲める魚でカルシトニンの活性が高いのではという発想がひらめき、ふだんは川に棲み産卵時に海に行くウナギを調べたところ、「ビンゴ！」であった。このひらめきが、将来的に骨粗鬆症の治療薬の開発につながっていくのであるが、こうした発想も研究の成果も、臨床医である私とは異文化である動物学者、生化学者、薬理学者、製薬会社との共同研究だったからこそ得られた賜物だ。異文化との付き合いなしにはなし得なかったことである。

年をとればとるほど、長年の思い込みや凝り固まった意識で、目にウロコが張り付きやすくなる。でも、異文化と付き合うことは何歳になってもできる。恐れずに、これまでの自分が知らなかった世界に一歩を踏み出すことをおすすめしたい。目からウロコが落ちたとき、その世界がどう見えるか。わくわくするだろう。

③　適当に仕事をする

読者も仕事一筋でやってきた方が多いかもしれないが、私自身にとっても「適当に」というのはなかなか難しい。忙しいときには全く休めないほど忙しいため、なんとか手抜きができないかと考えてみたりするが、忙しいときほど抜ける手はない。無理だ。そして落ち目になると、今度は怖くて手抜きなどできなくなる。

いや、もちろん手抜きなどしないほうがいいのであって、この「適当に」は、手を抜く、ということではなく、集中するときと休むときのバランスを良くするということだろう。心身にとって良い塩梅に仕事をしようという、今でいう「ワーク・ライフ・バランス」ではあるまいか。仕事とプライベートのどちらも大切に、そのバランスを保って働こうということだと思う。

今でこそ、そういう考え方が浸透しつつあるが、我々が若かったころはまだ一般的ではなく、我々のような高齢者、とくに超高齢者にとってはいま一つピンと来ない感覚でもある。医師という職業で、しかも若いころは朝も晩も休日も週末もなく忙しく働いてきた世代でもある。大事なことだとは思いつつ、実際にはなかなかバランスをとることは難しいと感じている。

④　エスカレーターやエレベーターは間違っても使わない

正直に言うと、これはあまり実践できていない。今は足が不自由で杖を使っていることもあるからいたしかたないが、小脳梗塞を起こす前から、実はエスカレーターもエレベーターも使っていた。使わないほうが健康にいいことは重々理解しているが。

人間の進化は脳からではなく下半身から始まったといわれている。運動の大切さは本章の最終項で詳しく述べるが、下肢の筋力を鍛えることは、基礎代謝のアップ、バランス感覚の強化、サルコペニアの予防、転倒予防（とそれによる骨折予防）など、さまざまなメリットが考えられる。サルコペニアとは、加齢により筋肉量が減少し、筋力が低下してしまうことである。足腰を鍛えることはサルコペニアを防ぐためにも大事なことなのだ。

また、エスカレーターやエレベーターを利用せず階段を使って上ることで、何らかの原因で死亡するリスクを24%減らし、脳卒中や心不全などの心血管疾患で死亡する可能性が39%低くなるという欧州心臓病学会の報告もある。[*5] 階段を使うことは長生きにもつながる。


私はエスカレーターやエレベーターは使っているが、私の住んでいるマンションの近くは坂が多く、どこに行くにも必然的に坂道を上ったり下ったりしなければならない。小脳梗塞の後遺症で歩くのが不自由な足ではよけいに時間がかかり、しかも大変に疲れるが、これは階段の上り下りと同じくらいの運動効果があるのではなかろうか。

坂道がたくさんある町では、ふつうに日常生活を送るだけで買い物や通勤などの日常動作が自然に運動になり、足腰が鍛えられて健康長寿な人が多い、と聞いたことがある。

「全く、坂が多くて疲れる！」と文句を言いたくなることもあるが、ふつうに生活しているだけで足腰が鍛えられていると思えば幸運なのかもしれない。ただし、転倒には注意が必要だ。

転倒は高齢者にとって大敵である。そして骨折は命取りになりかねない。そのことは第三章でまた詳しく説明するが、階段や坂道の上り下りをするときは、くれぐれも転ばないように気をつけたい。

⑤ 落ち目になったことを自覚する余裕を持つ

これができるような人は、仏教でいう「悟り」の境地に達した人であろう。そこに到達するためには、ある意味「修行」が必要かもしれない。なぜなら、自ら落ち目になったと認めるのは、誰にとっても勇気がいることだろうから。

とくに高齢者はプライドが高い人も多く、年をとったと認めることを恥と考える人も少なくない。私の周囲にも、いわゆる「老害」といわれる人たちがいる。そういう人たちは、自らが老害であることを自覚していないため、周囲の人たちに迷惑をかけていることも少なくない。そしてそのことにすら気づいていないことも多いのだからやっかいだ。どうすればいいのだろうか。情けないことだが、得策は思い浮かばない。

一つ、いえることは「人間、引き際が大切」ということである。落ち目であることを認め、身を引くことはみっともないことではない。むしろ、老害を自覚できず騒ぎ立てることのほうがよほどみっともない。高齢者ならではの礼儀と知恵、必要なときはさっさとポジションを明け渡す潔さを、忘れたくないものである。

⑥ 他人の話を聞き、広い視野で物事を考える

ボケやすい人の特徴の一つとして、他人の言い分を聞かず、自己中心にしか物事が考えられないと述べたが、それはつまり、視野が狭いということだろう。自分の周りのごくごく狭い半径だけが世界のすべてになってしまっている、「井の中の蛙大海を知らず」だ。自分のことしか見ず、狭い世界に閉じこもっていたら老化がどんどん進んでしまうのも当たり前だろう。

人の話を聞くことは大事だ。この年になっても、人の話を聞いて「なるほど」と感心することや、自分が知らなかったことを教わることはある。それは自分よりも年上の人からも、自分の年の半分にも及ばない、ごく若い人からも同じように、ある。

私が働く施設には、看護師、介護士、管理栄養士、リハビリ専門職など幅広い年齢のスタッフがいる。派遣社員もおり、年齢はさまざまで、海外から来ている人もいるが、みなよく働いてくれている。そういう若いスタッフの話を聞くことも刺激になるし、私よりさらに先輩である入所者の話も勉強になる。仕事をしながら脳にたくさんの刺激をいただいていると思い、傾聴している。

加えて、できるだけ視野を広く持ち、頭を多様に使うことも大切だ。例えば、政治家などは常に多方面に考えを巡らせ、頭を使っているため、高齢になっても現役で働く人が多いのかもしれない。芸術家や経営者なども同じく、頭を多様に使うため、いつまでも若々しく元気な人が多いのだろう。とにかく、視野を広く、自由な発想で、頭を多様に使うことが大事なようだ。

⑦ 上手に気分転換して嫌なことはすぐ忘れる

高齢になると免疫力が低下するため、感染症などの病気にかかりやすくなり、かつ、病気が治りにくくなる。それは多くの人が知ることであろうが、体の病気が長引くのと同じように、精神的なダメージも引きずりやすくなるようだ。

加齢とともに喪失体験も自然に増えていくが、例えば家族や友人をはじめとする大事な人との別れや、老いることで失ったもの（健康、仕事、社会的な役割、趣味など）は、抱え込んでしまうと自分の中でどんどん大きくなり、つらさも倍増していく。また、思うようにいかない、うまくできないといった失敗体験や、人との意見のすれ違い、人と争った記憶など、いわゆる「嫌な思い」も、何もしなければ時間とともにどんどん大きくなってしまう。

うつうつした気分が長引き、引きこもれば人とのコミュニケーションも減る。それが脳の衰えにつながり、動かなければ体の機能も衰えてしまうだろう。

嫌なことの引きずり方には個人差も大きいようだが、ネガティブな感情を後生大事にため込んでも良いことは一つもない。とっとと手放して、一刻も早く忘れてしまうこと。とくに引きずりやすいと自分でわかっている人は、意識して忘れることを心がけたい。

私自身はあまり物事にこだわらず、何事も「なるようになるさ」と考える性分なので、負の感情もあまり引きずることはない。ただ、一般的には忘れようと思えば思うほど忘れられない、考えれば考えるほどドツボにはまってしまうのが人の習い。そういう人は、物理的に思考を断ち切ってしまうのが早道だ。

思い切って全く別のことをする、別の場に身を置くことが大切だろう。おしゃべり好きな人とひたすらしゃべる。囲碁、将棋、麻雀など好きなことに没頭する。カラオケで歌う。好きなドラマや映画を観る。散歩に出かける。おいしいものを食べに行くなど、何でもいいから気分転換になることをしよう。できれば、いざという時のために、自分なりの気分転換の方法をいくつか決めておくのもおすすめだ。

このように、嫌なことやストレスへの対応がうまくできるようになること、心の持ちようを自分でコントロールするのが可能になることも、健康長寿の秘訣の一つといえよう。

⑧ いくつになっても好奇心旺盛でいる

好奇心旺盛が脳にいいというのは、「これはどうなんだろう」「あれはどうなんだろう」「待てよ、こっちのほうが問題だ」「いやこれも気になる」と、常に思考が忙しく頭の中を巡っていて、頭がフル回転しているような状態になるからではないかと思う。刺激を受ければ受けるほど、働けば働くほど、脳はどんどん若返る。

高齢になると、「自分に知らないことはない」「何でも知っている」という気持ちになりがちだが、そんなふうに考えては面白くないし、そこでその人の世界は広がるのをやめてしまうだろう。

私は常に、まだ自分が知らない何かを知りたいと思っているし、新たな発想やアイデアが生まれる瞬間を期待している。何歳になっても、いつでも「何か面白いことはないか」と探し続ける好奇心を持ち、自分の興味を抱けるものに対して常に貪欲に知ろうとする積極性を失わないこと。若さを保つためには、それが大事だと思う。

⑨ インプットだけでなくアウトプットもする

本を読む、音楽を聴く、絵画や芸術品を見る、ラジオを聞く、映画やお芝居を観る、人の話を聞くなど、さまざまな情報をとり入れる（インプットする）ことはとても大切だ。音声や画像、映像などいろいろな情報が届くことで脳が刺激されること、そこからさまざまな感情や感覚を得られることは脳を若く保つために有効だ。一方で、インプットだけでなく、アウトプットすることも忘れないようにしたい。

例えば、ピアノやギターなどの楽器を人前で演奏する。歌を歌う。絵画教室などで描いた絵を発表する。読書サークルや俳句の会などで音読をしたり、自分が作った俳句を発表したりする。このように、何かを表現したり、伝えたり、発表したりすることも脳にとって大きな刺激となり、脳を活性化するために非常に有効な手段となる。

例えば、絵を描くにしても、自分の楽しみのためだけに描くというより、人のために描く、あるいは描いた絵を人に見てもらうという、絵を描くことが他者との関わりにつながるということが大事なのだと思う。生きがいと、他者との関わりを持つことが、元気でいるためには必要だ。

大勢の前で発表することに緊張する人もいるだろう。その場合は、一緒に見た絵画や映画などの感想を、一緒に見た相手と伝え合うのでもいい。自分の中にある気持ち、考えを形にして伝えるという作業が重要なのだ。

⑩ 適度な運動をして自立した高齢者でいる

適度な運動が体にいいことは疑う余地のない事実であり、多くの人が知るところであろう。「寝たきり」になることがなぜ問題視されるかといえば、体を動かさないと脳の機能も低下するからだ。やはり人間、「地に足がつく」ということが大事なのではないだろうか。足の裏には脳を刺激する回路があるといわれているが、足の裏をしっかり地面につけて体を動かすことが、脳を若く保つためにも有効なのである。

東京都老人総合研究所（現・東京都健康長寿医療センター研究所）が、東京都小金井市の住宅の高齢者に対して、ライフスタイルや寿命が生活の自立性に与える影響について、10年間に及ぶ追跡調査を行ったところ、運動習慣のある人は、ない人と比べて男女とも高い生存率を示しているが、その差は統計学的には誤差の範囲であった。[*6] 一方で、運動習慣のある人はない人と比べて基本的な日常生活動作能力（ＡＤＬ）の低下が現れにくいことが認められた。それは、高齢者の運動習慣は余命を延ばすことだけでなく、生活機能と自立性の維持に貢献しているということである。

同調査では、運動の種類はゴルフ、水泳、テニス、ゲートボールなど多岐にわたり、それらのほか軽い体操や散歩も含めると、約80%の高齢者が運動をしていた。

「厚生省長寿科学研究」の一環として、全国7カ所の「健康増進センター」の利用者約7000人を対象とし、運動や食生活などと健康維持の関係について調査した結果では、[*7]60歳以上の人の約60%が運動をしており、多くの人が週2回以上運動していた。継続的に運動をしている人と、していない人に、5項目の体力検査を行った研究では、運動をしている人たちはしていない人たちに比べ、男女とも各年齢層において3〜5倍も体力が高く、体力レベルの高い人は低い人より健康状態が良いという報告も得られている。継続的に運動することは、体力を増進させ若さを保つのに有用なことのほかに、心筋梗塞をはじめとする虚血性心疾患や高血圧のリスク、死亡率などを低減させ、長寿につながることも示されている。日本だけでなく、海外でも同様の結果を示す多くの研究報告がある。

私自身、小脳梗塞を起こす前は習慣的に運動を行っていた。始めたのは20年ぐらい前の70歳ごろになるが、自宅近くにあるホテルのスポーツジムに週2～3回通い、毎回30～60分ほどウォーキングマシンを使って早足歩行をしていた。運動とは不思議なもので、始める前はなかなか面倒で、なんとか行かなくて済む理由を探し出そうと試みるが、いざ、腹を決めて体を動かした後には爽快な気分と達成感が味わえ、ストレス解消にも効果があると感じた。

始めた当時は、将来の健康長寿のためなどと考えていたわけではなかったが、今になって思うと、忙しいながらもこのように定期的に運動を継続してきたことで体力がつき、それが90歳になった今でも現役で仕事を続けられている生活につながっているのだろう。いくら元気とはいえ、90歳になっても毎日仕事に通っている人はそれほど多くないと思うからね。

第三章

75歳でガクッとくる人、こない人

――骨がカギ

人は骨とともに老いる　──骨こそが健康長寿の急所

私はこれまで、老年医学、とくに骨の研究に長年身を捧げてきた。その中で、「人間の体の老い」に興味を持ち、自らのライフワークを支える考えと出会った。それが「人は骨とともに老いる」ということである。

イギリスの著名な医学博士、ウイリアム・オスラー先生が残した「人は血管とともに老いる」という名言があるが、私はそれになぞらえ、あえて「骨」とした。血管と同様、いや、それ以上に骨は人の老いと深く関わるものと考えたからだ。

我々の体内では、新陳代謝によって、古い骨が壊され、新たな骨が作られるという営みが常に繰り返されている。日々新たに作り替えられることで、骨は強さを保っているのだ。骨はカルシウムを蓄えつつ、人の臓器を守り、健康な体とその活動を支えている。

人が成長するのに伴い、骨は長く、太く、丈夫になり、成人になったとき最も成熟する。「骨を構成するカルシウムなどが骨にどのぐらい詰まっているか」を表す「骨密度」は、20歳ごろに最も高くなる。しかし、50歳を過ぎるころから新陳代謝のバランスが崩れ、骨密度が低下していく。

骨密度が低下することで骨がもろくなり、骨折しやすくなる病気が「骨粗鬆症」だ。骨折しやすい場所は年齢により異なるが、一般的に手首（橈骨《とうこつ》）や背中（脊椎）、足の付け根（大腿骨）などに起こりやすい。若いころと比べて骨密度が70％以下になると骨粗鬆症と診断される。

骨粗鬆症の原因は、加齢による骨の老化、女性ホルモンの欠乏、運動不足、カルシウム不足など、さまざまだ。女性ホルモンと関わりが深いため閉経後の女性に多くみられるが、男性にも起こる。男性はとくに、80歳を超えてから骨粗鬆症の症状が現れる人が多いという特徴がある。

「たかが骨」「たかが骨折」ではない

骨粗鬆症は、古代エジプト時代からあったといわれるほど、古くからある病気だが、注目されるようになったのは近年になってからだ。その理由の一つは、人間の寿命が長くなったことと想像できる。昔の日本では、骨粗鬆症が問題になるほど長生きする人は珍しかったのだろう。

骨粗鬆症による骨折が怖いところは、一度骨折すると、次から次へと別の骨折を引き起こす「ドミノ骨折」が起こることだ。それによって、歩きにくくなる、背中が大きく曲がって内臓を圧迫する、寝たきりになるなど、日常生活に大きな影響をおよぼすようになる。骨が悪くなることは、骨だけでなくその周辺の筋肉や関節など、体を支えたり、動かしたりする運動器全体の健康に直結する。

さらに、骨粗鬆症になると、心筋梗塞や脳梗塞などといった、心臓や血管の病気のリスクが高まるという報告もある。「たかが骨。たかが骨折。生命に関わるものではない」などという考えは大間違い。骨こそが健康長寿のカギを握る急所なのだ。

骨粗鬆症の研究者として、ぜひ知ってもらいたいこと

私が骨の研究をするようになったきっかけは、医学部を卒業した後、第三内科に研究生として入局して3年目に、教授から「カルシウム代謝の研究をするように」という命を受けたことだった。当時の日本では、カルシウム代謝の研究をしている人はほとんど

おらず、全く未開拓の分野だった。私の人生は常に新しいことへの挑戦の連続であるが、よくよく考えてみると、これが第一の挑戦だった。

その後、老年病学教室に入ってからもカルシウム代謝の研究は続けた。それがウナギカルシトニンの存在の確認と、骨粗鬆症治療薬の開発につながり、1993年に製造承認を取得することとなった。

しかし、そもそも1985年ごろまでは、骨粗鬆症という病気はほとんど知られておらず、その当時は「年をとれば腰が曲がるのは仕方ない」と考えられていたのだ。私は、骨粗鬆症が女性ホルモンの欠乏やカルシウム不足などが原因で起こる高齢者特有の病気であること、治療によって骨折を予防することが高齢者のQOLを高めるために重要であることを、世に広く知らしめたいという思いを強くした。

そこで骨粗鬆症財団の発足に関わり、1991年の設立時から理事として参加。2001年から現在に至るまで理事長を務めている。財団の主な事業は、骨粗鬆症の研究に対する助成と、一般市民への啓発活動を行うことだ。市民公開講座を開催したり、全国各地の医師たちによる「骨を守る会」の啓発活動を支援したり、毎年10月20日の「世界骨粗鬆症デー」に「おばあちゃんの原宿」と呼ばれる巣鴨で啓発イベントを行ったりと、これまで30年以上にわたり啓発活動を続けてきた。

その成果として、製薬会社による2018年の調査では、「骨粗鬆症を知っている」と答えた人は99・3%、「どのような病気か詳しく知っている」と答えた人は71・7%という結果が得られた[*1]。

近年では、メディアなどで取り上げられることも増え、今ではこの病気の名を知らない人はいないであろう。しかし、この病気の本当の怖さまで理解されているとは、まだ思えないのだ。それは、骨粗鬆症検診を受けている人が全国平均でわずか5・3%にとどまっており[*2]、骨粗鬆症の潜在患者数は約1590万人もいると推計されているにもかかわらず[*3]、医療機関で薬物療法を受けている人は20～30%に過ぎない[*4]という現状があるからだ。骨粗鬆症という病気は、それ自体には痛い、苦しいなどの自覚症状がないため、検診や治療の必要性をあまり感じないのかもしれない。骨折を繰り返して初めて、骨粗鬆症と診断される人もいるくらいだ。

しかし、健康寿命を延ばし、自立した高齢者でいるためには必要な検診や治療をきちんと受け、骨粗鬆症とそれによる骨折を予防することが非常に重要なのだ。私は骨の研究者として、このことを多くの人たちに知ってもらいたい。社会の高齢化はまだまだ止まらない。ということは、骨粗鬆症の患者さんもさらに増えていくだろう。

この章では、老化によって体に起こる変化や、私自身の長年の研究に基づく骨と全身の健康との関係について詳しく述べたいと思う。

身体機能はゆるゆると低下していくのではなく、ガクッと落ちる

「人は骨とともに老いる」という考えに至った理由や骨と全身の関係を述べる前に、人の体の老い方、つまり「老化」について伝えたいと思う。

人が年をとるのに伴って、身体機能が衰えていくこと、病気が増えていくことは多くの人が理解していることであろう。ただ、多くの人は機能が少しずつ衰え、ゆるゆると坂を下っていくように低下していくというイメージを持っているのではないだろうか。

確かに、さまざまな調査によって出されたデータでは、そうした下り坂のようなグラフで示されることもあるが、それは平均的な統計データとしてはそうみえるだけである。

大腿骨近位部骨折の年代別発生率

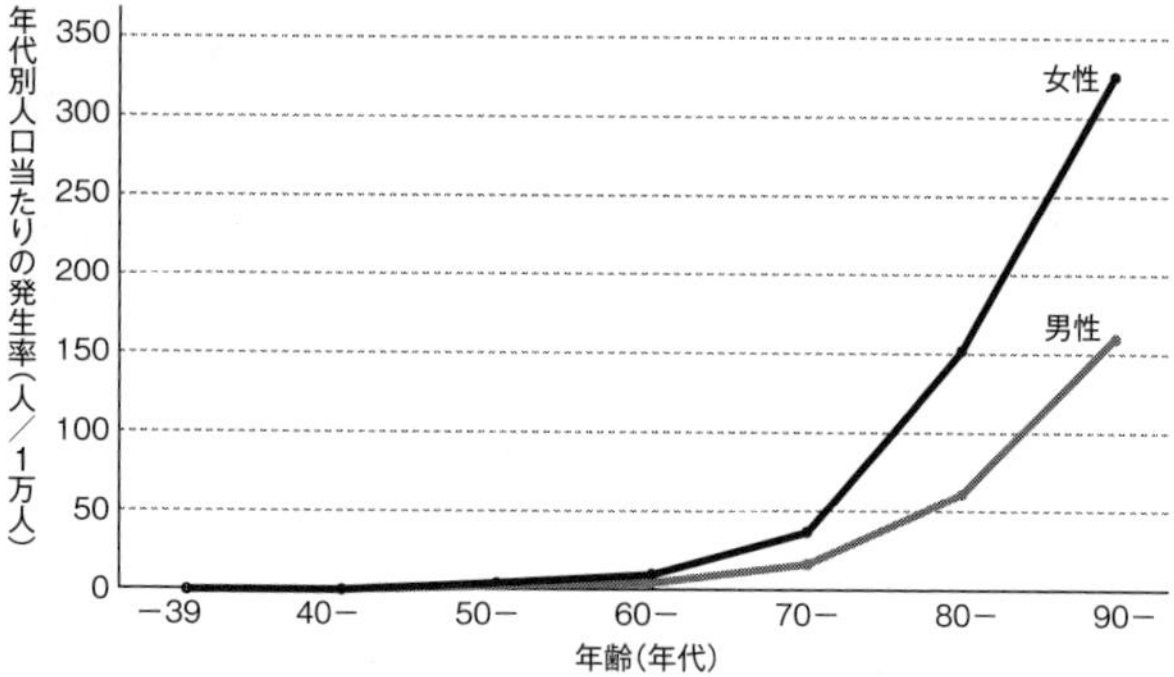

Orimo H., Yaegashi Y, et al, Osteoporosis Int, 2016; 27:1777-1784より筆者作成

実際には、身体機能はゆるゆるとではなく、ある時期（段階）でガクッと落ちていく。身体機能の衰えや病気のなりやすさが大きく変わる、明確な境目（節目）があるのだ。

その節目が「75歳」という年齢だ。例えば、骨粗鬆症でいうと、65～74歳では、手首（橈骨）や肩からひじにかけての上腕骨、背骨（椎体）の骨折が多い。一方、75歳以上になると、太ももの付け根の骨折（大腿骨近位部骨折）が大きく増加する。75歳を境にして骨折しやすくなる部位が変わるのだ。

大腿骨近位部骨折の年代別の発生率をみると、75歳以降で急激に上昇する（グラフ参照[*5]）。本来、大腿骨は人間の体を支える頑丈な骨である。逆に手首（橈骨）は大腿骨に比べれば弱く、転倒して手をついたときに骨折するケースが多い。年齢が上がるほどに骨粗鬆症が進行し、手首（橈骨）から上腕骨、背骨、大腿骨とより頑丈であるはずの骨までも弱くなって骨折しやすくなっていくのだ。つまり、大腿骨近位部骨折は、骨粗鬆症がそこまで進行してしまった結果として起こるものといえる。

また、サルコペニアによって筋力が低下することも一因となる。筋肉量の減少は75歳ごろから急速に進む。骨を支える筋肉の量が減ることでも骨折が起こりやすくなるのだ。さらに、筋力の低下や体のバランス機能の低下などによって転倒しやすくなることも、大腿骨の骨折が増える大きな原因となる。

なぜ75歳なのか。あくまで統計でならした結果なので、個人差はあるのだが、平均的にみて70歳前後の高齢者と80歳前後の高齢者とでは、傾向が異なる。その間に境目があるといえる。もう一つ、75歳の理由を挙げるとすれば、臨床試験の対象が75歳までとなっていることもある。これはこの後、詳しく説明する。

75歳を境に、病気のリスクはこれだけ変わる！

骨粗鬆症の例を述べたが、ほかにも75歳を境に変わる病気のリスクは多くある。高血圧や糖尿病といった生活習慣病、動脈硬化による血管障害、整形外科の領域でいえば腰部脊柱管狭窄症や変形性の股関節やひざの関節症など、加齢に伴う血管や臓器をはじめとする体の機能の衰えが原因で起こる病気は数多くある。

内閣府の調査では、要介護・要支援の認定を受けた人の数は増加しており、とくに75歳以上でその割合が高くなると報告されている。[*6]

また、認知症では、中年期は肥満がリスク因子の一つになるが、75歳以上では反対に、体重減少が引き金になるという報告もある。ほかにも、75歳以上になると、一つではなく複数の病気を併せ持つことが多くなる、治療で使用する薬の副作用が生じやすくなるなどの変化も起こる。

さらに、75歳未満では、一つの病気があっても治療をして良くなれば回復し、病気になる前のような生活に戻り、仕事にも復帰できることが多い。しかし、複数の病気を併せ持つようになり、体のさまざまな機能が低下する75歳以上になると、一つの病気を治療しても回復せず、反対にかえって身体機能が下がり、要介護や死亡のリスクを高めてしまうことも少なくないのだ。

このような高齢者特有の身体的な状態を鑑み、高血圧については、近年のガイドラインで75歳以上の高齢者の降圧目標がやや緩めに設定されている。高齢者でも血圧を下げる治療は必要だが、それぞれの体の状態や生活背景に応じた検討が必要と考えられているのだ。

一方で、糖尿病に伴う高血糖は、65〜74歳では心臓や血管の病気による死亡リスクを高めることがわかっているが、75歳以上になると、高血糖に起因する死亡リスクは74歳以下までと比べて軽度となるという研究結果がある。脂質異常症についても、65〜74歳ではＬＤＬコレステロール値が高いことが心筋梗塞などの冠動脈疾患のリスク因子になるが、70歳以上を対象とした研究では、ＬＤＬコレステロール値が高いことと冠動脈疾患の発症には関連性がないとされる報告が多い。これらのことについては、また第四章で詳しく述べたい。

高齢者はyoung-oldとold-oldに分けられるという考え方

このように75歳を境に身体機能の低下の仕方や病気のリスクは大きく変わる。それは、75歳を境に老化が急加速で進むということでもある。このことは、日本老年学会・日本老年医学会が提唱した65〜74歳を「准高齢者」、75歳以上を「高齢者」と定義するという概念の根拠の一つにもなり得ることだろう。

もともと、なぜ65歳以上を高齢者の基準としたのか。それは、100年以上も前に、ドイツ帝国で国民に年金を支給する制度を作るにあたり、同国の宰相ビスマルクが、それ以上長生きして年金を受給する者はほとんどいないはずだと考え、65歳という年齢を設定したのが始まりだという。当時は、65歳以上まで生きる人のほうが少なかったのだ。100年ののち、その同じ年齢が「高齢者」の基準にも満たなくなる社会が訪れることになるとは、ビスマルクも想像していなかったのではないだろうか。

一方で、アメリカでは、人が健やかに老いるかどうかは年齢ではなくライフスタイルが決め手になるとの観点から、高齢者をyoung-oldとold-oldに分けるという考え方が提唱された。

Young-oldは、健康状態が良く、仕事や趣味、ボランティア活動や政治的活動など、社会生活での活動度が高い高齢者、つまり「年齢的には高齢者だけれど生活様式は若い人」を意味する。これに対してold-oldは、身体的、精神的な機能の低下が著しく、社会生活の活動度が低い人をさす。つまり、認知症や寝たきりといった状態のために、日常生活動作能力（ADL）、社会的な活動、知的な活動などが障害されている人、「年齢だけでなく身体機能や生活も老いている人」のことをいう。

この概念は、「准高齢者」と「高齢者」の考え方と通じるものがあるように感じている。実際に、old-oldは75歳以上の高齢者に多く、young-oldは65～74歳の人に多い傾向があるが、75歳以上の高齢者のなかにもyoung-oldは大勢いる。

さらに、75歳以上の高齢者が増加している現在では、「極めて心身の老化が著しいものの、なんとか生きながらえている人たち」をoldest-oldとし、old-oldと分けて考えるようにもなっている。一般的には85歳以上の人に多い。

高齢者研究のエビデンスは65～74歳ばかり

私は長年、老年医学の研究を続けてきたが、これまで行われてきた高齢者研究は65～74歳の、いわゆる准高齢者を対象としたものがほとんどだった。75歳以上の、現在の日本では「本当の高齢者」といわれる年齢の人々を対象とした研究はほとんどなされてこなかったのだ。

そこまで長生きする人が昔は少なかったからだというのも理由の一つではあるが、臨床試験の対象を75歳までとしてきたことも大きいだろう。老年医学に限らず、医学全般において製薬会社などが薬の承認をめざして臨床試験を行う場合、適切な被験者を対象にして良い結果を得たいと考えるのは当然のことだ。75歳以上の高齢者はもともと持病を抱えていたり、状態が急変しやすかったりし、薬自体の効果を測定する対象としては望ましくない。また個人差が大きく、研究対象として扱いづらいこともあり、75歳以上は調査対象から外されていたのだ。

つまり、75歳以上の高齢者に関しては、医療者や研究者がよりどころにできる「教科書」が、まだ不十分な状態だ。まさに今、老年医学を研究する者たちにとっては大きな課題であろう。

慶應義塾大学医学部の百寿総合研究センターでは、100歳以上の「百寿者」を対象に研究が行われているので、研究がないわけではないが、もっと100歳の手前の80代、90代の研究がなされるべきである。

かつて人類が経験したことのない、75歳以上の高齢者の健康と、人生について考えるにはどうすればいいのか。

経験がないなら、新たな発想で考え、対応していくほかはない。すでに75歳以上の高齢者人口は2008万人となり、総人口に占める割合は16・1%と、65～74歳人口（1615万人、13%）を上回っている。[*6] ぐずぐず手をこまねいているヒマはないのだ。

一言で「高齢者」といっても、健康状態はさまざま

身体的な機能の衰えや病気のなりやすさが変化する節目を「75歳」と述べたが、あくまで、個人差があるということは理解しておく必要がある。前にも述べたが、とくに高

齢になればなるほど、個人差は大きくなる。同じ年齢でも、健康の度合いは人によって大きく異なり、元気に仕事をしている人、趣味や運動を楽しんでいる人もいれば、いくつもの病気を抱えて入院せざるを得ない人、要介護状態の人などもいる。

健康な状態と要介護の状態の、ちょうど中間の段階を「フレイル」という。加齢によって心身が衰え、そのままいくと健康やQOLに障害の生じる可能性がある状態をいう。加齢による自然な身体的、あるいは精神的な機能の低下に、病気やストレスなどさまざまな要因が加わることで、どんどん機能の衰えが進んでしまい、要介護や死亡のリスクが高まる。

ただし、フレイルには「可逆性」、つまり、元に戻せる可能性がある、という特性もある。早期に気づき、栄養や運動、社会参加などにより予防を心がけることで、フレイルの進行をゆっくりにしたり、健康な状態に戻したりすることが可能なのだ。

若いときは修復できた機能が、修復不能になっていくのが「老化」

フレイルは、早期に気づくことで元に戻せる可能性がある状態をいうが、「老化」そのものは、元に戻すことはできないものをいう。一般的に、老化とは「成熟期以降、個体の機能が以前の状態には戻らないかたちで低下し、生体内部の環境を一定に保てなくなって死に至るまでの過程」と定義されている。

老化のわかりやすい特徴として、次の4つを挙げる。

① 人によって遅い・早いの差はあるが避けることはできない
② 環境の影響も受けるものの、基本的には遺伝的な要因によって定められている
③ 加齢とともに起こり、一度起こると元には戻らない
④ 機能の低下を伴うものであり、体にとってはよくないことである

若いときには、体の機能に何らかの障害が起こっても、修復できる。しかし、高齢になると環境の変化への対応がスムーズにいかなくなるため、修復が難しくなってくる。これが老化の正体である。

若者と比べて、高齢者は体の機能のすべてが低下しており、臓器のすべてが衰えてい

るため、当然のごとくその影響が体のあちこちに現れるようになる。この、老化によって体に現れるさまざまな変化や症状が「老化現象」と呼ばれるものだ。

個人差はあるが、一般的に最も早期に現れやすい老化現象が、目と耳に起こるものである。近くの物が見えにくくなる「老眼」や、耳が遠くなる「加齢性難聴」などは多くの人が経験するもので、「年をとったなぁ」と実感する最初のきっかけになるものでもあるだろう。

老化現象には「生理的なもの」と「病的なもの」がある

老化現象には、大きく分けて2種類ある。一つは、早いか遅いかの違いはあっても、誰にでもみられる変化で、これを「生理的老化現象」という。もう一つが、長年にわたる生活習慣や環境的な要因、あるいは病気などによって起こる変化、「病的老化現象」と呼ばれるものだ。ただし、両方が複雑に入り混じって起こることもあり、どちらか区別がつきにくいことも多いだろう。

一般的に、年をとると、体のさまざまな臓器を形成し、その働きを担っている細胞の数が減っていく。そのため、臓器も小さく縮こまっていき、働きも少しずつ低下していく。ただし、臓器による違いや個人差はあるが、細胞が減っていくスピードはゆっくりであるため、日常生活に支障をきたすほどの急激な機能の低下がみられることは少ないといえるだろう。

病気がなく健康な人でも、年をとればさまざまな老化現象は現れる。若者と異なる最も特徴的な現象は、外見の変化だろう。例えば、白髪や脱毛症（はげ）、皮膚のしわ、しみなどだ。

次いで、「予備力の低下」という変化もある。過度な運動や過剰なストレスなどによって、障害が起こりやすくなる。例えば、若いときは仕事で多少の無理をしても一晩寝れば次の日には元気になっていたのが、寝ても疲れがとれなくなる、激しい運動をすればひざや腰が痛くなるなど、いわゆる「無理がきかなくなる」という状態だ。

また、運動の機能や姿勢を保つ働き、環境に適応して体内の状態を一定に保つ働き（生体恒常性＝ホメオスタシス）も低下する。生体恒常性とは、体温や血糖値、電解質など体内の状態が何らかの原因で変化したときに、正常に戻す働きのこと。例えば、外が暑かったり、寒かったりしても、体温をほぼ一定に保っていられるような働きのことだ。しかし、老化によってその機能がうまく働かなくなるため、変化が生じたときに元に戻らなくなることが起こる。

さらに、免疫力も低下する。体内に病原体などが入り込んだとき、防御するシステムがうまく働かなくなるため、高齢になるとさまざまな感染症にかかりやすくなる。

これらが高齢者に起こる生理的な老化現象だ。健康な人でも、年をとればこのような変化は起こるのが自然なのだ。

一方で、病的な老化現象は、食生活や生活習慣、生活環境といった、若いころから長年にわたり蓄積されてきたものが原因で、あるいは動脈硬化症など高齢になると増える病気に起因してみられるもので、一般的には生理的な老化現象が早く進む。加えて、アルツハイマー型認知症や白内障、骨粗鬆症などの病気もその一種と考えられる。これらは病気として治療が必要なものである。

生理的な老化現象は、あまり気にせず受け入れよう

実際には生理的な老化現象なのか、病的な老化現象なのか、見極めが難しいこともあるだろう。脳の老化を例に解説しよう。脳の老化にも、生理的なものと病的なものがある。

生理的な老化現象は「良性健忘」と呼ばれる、いわゆる「忘れっぽくなること」だ。一般的には40歳を過ぎるころから、記憶力や記銘力が低下する。「テレビで見た、あの人の名前が思い出せない」「今日会ったあの人、名前何だっけ」ということや、「眼鏡をどこに置いたか思い出せない」「買ってきてと言われたものを忘れた」といった物の置き忘れ、買い忘れなどが日常的に起こるようになる。これは、人によって程度の差はあるが、誰にでもみられるもので、時間が経過するほどに進行・重症化することはない。ちょっと困ることはあっても、生活に重大な支障をきたすようなことはほとんどないことといえる。

一方、病的な老化現象と考えられるのが、アルツハイマー型などに代表される認知症だ。アルツハイマー型認知症でも、最初に現れるのは、物忘れや記銘力の低下など、良性健忘と似た症状だ。そのため、最初は「年のせいかな」と思う人がほとんどだろう。

しかし、生理的な老化現象と異なるのは、症状が進行し、いずれは社会生活が送れなくなることだ。

改めて述べると、生理的な老化現象は、個人差はあるが誰にでも起こるもので、病気ではない。だから、あまり気にせず、「そういうものだ」と受け入れる気持ちを抱くことも大事だと思う。一方で、病的な老化現象は病気であり、治療が必要である。アルツハイマー型認知症も、白内障や骨粗鬆症も、治療をすることが必要な病気だ。そして、老化によって起こるこれらの病気は、早期発見し、早期に治療することで進行を遅らせることや、改善ができるものもある。

骨が弱くなると、なぜ血管も衰えてしまうのか

さて、ここから私が主張したい「人は骨とともに老いる」という考えについてだ。

骨粗鬆症も、病的な老化現象の一つであるが、早くからの心がけで予防できる病気であり、予防や早期発見・早期治療が非常に重要だ。なぜなら、骨が弱くなることの影響は骨だけの問題ではなく、全身の健康や生命にも関わることだからだ。自立した高齢者

でいられるか否か、もっといえば長生きできるか否かにもつながる大問題なのだ。

骨は、骨と一緒に体を支える筋肉や関節など、運動器の健康に直結し、さらに心臓や血管の病気にも関係すると述べた。「骨と血管にどんな関係があるのか」と驚き、不思議に思う人もいるだろう。骨と血管は、一見すると無関係のように思えるだろうが、両者には人間の健康と生命を守るための深い関わりがある。

骨と血管の関係を語る上で欠かせない、重要なキーワードが「カルシウム」だ。私は骨の研究に際し、カルシウムの代謝について専門的に研究を続けてきた。

カルシウムの99%は、骨と歯に蓄積されている。骨と歯に存在する以外の1%は血液の中にある。カルシウムには、骨や歯を作り、丈夫にすることのほかに、筋肉を収縮させる、心臓の正常な鼓動を保つ、血液を固めて出血を予防する、イライラを鎮め気持ちを落ち着かせるなど、さまざまな役割がある。カルシウムの最も重要な働きは、人間の体に存在する約40兆個もの細胞に情報を伝達することだ。血液中のカルシウムは、副甲状腺から分泌されるホルモンの働きによって常に一定の濃度に保たれていて、体内のさまざまな機能を正常に維持する役割を果たしているのだ。

例えば、筋肉が正しく収縮したり、心臓が規則正しく拍動したりするためには、血液中のカルシウムの濃度が一定に保たれることが必要だ。血液中のカルシウムが不足すると、細胞に正しく情報が伝わらなくなり、筋肉が痙攣を起こしたり、脈が乱れたりすることもある。血液中のカルシウムが足りなくなると、心臓が止まるのを避けるために、骨からカルシウムが血液中に溶け出し、不足分を補うシステムができている。人間の体は、実に理にかなった働きをするものだ。

カルシウム不足が骨や血管にさまざまな悪影響をおよぼす

しかし、血液中のカルシウム不足が慢性化すると、カルシウムの濃度を回復しようと副甲状腺ホルモンの分泌が増え、骨から過剰にカルシウムが溶け出すことになる。そうすると、骨のカルシウムが奪われ、骨粗鬆症になりやすくなる。

一方で、骨から過剰に溶け出したカルシウムは、心臓や腎臓、肝臓、脳などのあらゆる細胞の中で増加する。例えば、血管の壁にある平滑筋にカルシウムが過剰に貼りついてしまうと、血管が収縮して狭くなる。そこに無理やり血液を通そうと心臓が強い圧力を加えて血液を送るため、高血圧になる。

また、血管にカルシウムがたくさんたまることで血管が狭くなり、心臓や脳に血液を送る血管が動脈硬化を起こすこともある。骨粗鬆症が心筋梗塞のリスクを高めるといわれるのは、そういう理由だ。

骨が弱くなるから血管が老いるということではなく、骨が弱くなるのも、血管が老いるのも、どちらも「カルシウム不足」が原因で起こる。つまり、カルシウム不足が骨にも血管にも、ひいては全身にも悪い影響をおよぼすということなのだ。

「人は骨とともに老いる」ということをおわかりいただけたであろうか。骨はカルシウムの貯蔵庫であり、その蓄えが減っていくと骨粗鬆症はもとより、溶け出したカルシウムにより高血圧、動脈硬化、糖尿病などさまざまな病気にかかりやすくなる。骨の老化が全身の老化のバロメーターになるといって差し支えないだろう。

ちなみに話はそれるが、カルシウムは海水の主要成分の一つであるため、海に囲まれた島国である日本はカルシウムが豊富な国といえるはずだ。しかし実際は、日本人は欧米人と比較してカルシウムの摂取量が少ない。その理由はいくつか考えられる。ヨーロッパの川の水はカルシウムなどのミネラルが多く含まれる硬水だが、日本は軟水。日本は山が急勾配なため、水にミネラルがしみ込む年数が少ない傾向にあるからだ。また、昔は和食がほとんどで、乳製品を食べる習慣がなかったことも理由の一つと考えられる。現在は食生活が豊かになり、手軽にさまざまな乳製品を摂取できるようになったが、意識して「カルシウムをとろう」と心がけない限り、カルシウム不足に陥りやすい。

大腿骨骨折は寝たきりだけでなく死亡の原因にもなる

カルシウム不足が骨を弱くさせ、血管などを障害することはわかった。では、なぜ骨折することがそんなに問題になるのか。骨折がなぜ全身の健康に大きな影響をおよぼすのか。そう思う人もいるだろう。

内閣府の「令和4年版高齢社会白書」では、要介護になった理由で多いのは、認知症や脳血管疾患（脳卒中）だ。しかし、骨折・転倒や関節疾患も多い。とくに女性では、骨折・転倒と関節疾患を合わせると要介護の理由の1位になる。[*7]

高齢者の骨折・転倒の背景には骨粗鬆症があり、とくに大腿骨近位部骨折は増加の一途をたどっている。骨粗鬆症財団のデータでは、1997年に9万2400人だった大腿骨近位部骨折の患者数が、2017年には19万3400人と、20年で倍以上に増えている。[*3] この大腿骨近位部骨折が、要介護、つまり寝たきりの原因になることは前述したが、恐れるべきは、その先だ。当財団の調査では、大腿骨近位部骨折後5年死亡率は51%。[*3] つまり、大腿骨を骨折した人の半分は5年以内に亡くなっているのだ。海外の調査でも、大腿骨近位部骨折の1年後の死亡率は約20%、5年後は約60%というデータがある。[*8]

がんの指標に「5年生存率」があるが、2014〜2015年に診断されたがん患者さんの5年生存率は66・2%であった。[*9] 一概には比較できないとはいえ、単純に考えれば、がんよりも大腿骨の骨折のほうが生存率は低いということになる。

なぜ、骨折が生命の危機をもたらすのか。それは、高齢になるほど、動けない状態が筋力や認知機能の低下につながるからだ。短い期間であっても、骨折してベッドで安静にしなければならない状態が続くと筋力が低下し、全身が弱ってしまう。また、認知機能の低下も進む。体を動かさないことは、とくに高齢者にとって、致命的なダメージにつながるのだ。

高齢者の骨折には、整形外科医だけでなく老年科の医師も関わるべき

大腿骨近位部骨折は多くの場合、手術が必要になるが、骨折後、早く手術をするほど予後が良いことがわかっている。骨折の手術は整形外科で行うが、例えばイギリスでは高齢の骨折患者さんは整形外科病棟で老年科の医師が診る。高齢者のことをよく知る老年科の専門医が、手術可能な患者さんかどうかを迅速に判断し、できる患者さんには早期に手術を行うためだ。

しかし日本では、そのような連携がとれている病院は少ない。そもそも老年科のある病院がそれほど多くなく、老年科の医療は欧米と比べて遅れているのだ。高齢の骨折患者さんの多くは高血圧や糖尿病などの持病を抱えている。そのため、骨折して整形外科に入院したら、整形外科病棟から内科に診療を依頼し、診察を受けた後に手術となり、入院から手術までに4~5日はかかる。

入院後2日以内に手術した患者さんは5日以降に手術した患者さんと比べて1年後の

死亡率が低かったというデータもある。日本でも、高齢者の骨折については整形外科と老年科が協働して治療にあたる体制を整えることが急務といえる。

また、手術ができる患者さんはまだいいが、全身状態が悪く手術ができない場合は骨折が治るまで寝て待つしかない。手術ができない患者さんは、手術までの期間が長い患者さんよりさらに死亡率は高くなる。

このように、骨折は高齢者にとって健康状態を急激に悪化させるきっかけになる。75歳以降にガクッと落ちていく人は、自覚症状がないままに骨が老化していった結果、骨折というアクシデントによりそれが顕在化する。75歳以降もゆるやかな老化をたどっていく人は、骨が丈夫であることが必要条件なのではなかろうか。

「もう遅い」と思わず、今からでも実践したい骨折予防の3大対策

元気で長生きするためには、とにかく骨の健康を保つこと、骨折を防ぐことが重要であることを理解していただけただろう。では、骨を強くし骨折を予防するためにはどうすればいいのか。対策はこの3つだ。

① 転倒を防ぐ
② カルシウムを摂取する
③ 日光浴をする

難しいことはない。すぐに始められることだ。「もうこんな年になってから何をしても手遅れだ」と思う人もいるかもしれないが、今からでも決して遅くはない。ぜひ今日から始めてほしい。

それぞれについて詳しく解説する。

① 転倒を防ぐ

大腿骨の骨折を起こす原因で多いのが転倒だ。高齢になるとちょっとしたことで転びやすくなる。これは老化の一つともいえ、視力が低下したり、体のバランスを保つ機能が低下したりすることで、ちょっとしたことでふらついたり、物につまずいたりして転びやすくなる。

生理的な老化現象のほか、認知機能の低下、めまい、変形性膝関節症や末梢神経障害などの病気や、治療のために服用している薬が原因で転倒しやすくなることもある。どのような原因があるにせよ、年をとったら転びやすくなることを意識して、常に注意することが必要だ。

まずは環境を整えることが必須である。床や敷き物のちょっとした段差、すべりやすい床、床に置いてある障害物（歩くときに邪魔になる可能性のある物）など、改善すべきところはする。また、風呂場やトイレ、階段、玄関などに手すりをつける、コード類は歩くときに邪魔にならないようにする、暗い場所は照明で明るくするといった対策も必要だ。

加えて、定期的な運動により筋力を強化すること、バランス感覚を養うことも忘れないようにしたい。散歩や体操のほか、欧米では転倒予防に太極拳が推奨されており、機械的なトレーニングより太極拳のほうが転倒予防に有効との報告もある。

② カルシウムを摂取する

カルシウムは、シシャモや干しえび、シジミのような魚介類、豆腐や納豆をはじめとする大豆製品、牛乳やヨーグルトといった乳製品、小松菜やチンゲン菜、ひじき、切り干し大根、いりごまなどの野菜・海藻類・種実類に多く含まれる。

カルシウムをとるといっても、ただ闇雲に摂取するのではなく、できるだけ効率よくとれるように工夫することが望ましい。以下にポイントを挙げる。

- **1日3食しっかり食べる**（高齢者の骨量を維持するために、また低栄養を防ぐためにも1日3回の食事で必要な栄養素を不足なくとることが大切）
- **1日のカルシウム摂取量の目安は700〜800㎎**（牛乳、チーズ、ヨーグルト、豆腐のなかから1日に2品食べるといい）
- **牛乳や豆乳のほか、スキムミルク（脱脂粉乳）も活用しよう**（牛乳や豆乳をそのまま飲むのが苦手な人は、コーヒーや紅茶、みそ汁などに加えても。スキムミルクは効率よくカル

シウムを摂取できるため、飲み物のほか、シチューやフライの衣、卵焼き、野菜炒めなどの料理に加えるのもおすすめ）

・魚は骨まで愛して（魚は骨まで食べるとより効率的にカルシウムを摂取できる。骨まで食べられる煮干しやじゃこ、酢で軟らかく調理した南蛮漬けやマリネ、骨ごとすり身にしたつみれなどをメニューにとり入れるといい）

・自家製の簡単ふりかけでカルシウム補給（桜エビや小魚、ごま、ワカメ、海苔などをすり鉢やフードプロセッサーで細かく粉砕してカルシウムふりかけを作ることもすすめられる。手作りすれば市販のものより添加物や塩分を抑えることができる）

・カルシウムはビタミンDやビタミンKと一緒にとる（ビタミンDはカルシウムの吸収を助け、骨を丈夫にして筋力を高める。ビタミンKはカルシウムを骨に取り込み、骨を強くする。ビタミンDは魚や干ししいたけなどのキノコ類に、ビタミンKは緑黄色野菜や納豆、海藻類に多く含まれる）

（公益財団法人骨粗鬆症財団のリーフレットより）

カルシウムは、食事からとる場合はとりすぎを心配する必要はないが、カルシウム製剤やサプリメントなどで摂取するときは量を定め、とりすぎないように注意が必要だ。そのため、薬剤やサプリメントを使用する場合は、自己判断で使うのではなく、必ず医師に相談してほしい。

③ 日光浴をする

骨を強くするためには、日光を浴びることも大切だ。紫外線というと、しみやしわなどの肌トラブルや皮膚がんなど、悪いことばかりが注目されるが、皮膚に紫外線が当たることでビタミンDが形成される。高齢になると、肌でビタミンDを作る力も、活性化させる力も衰えてしまう。食事に加え、日光浴でビタミンDを補えることが望ましい。

長時間する必要はなく、1日15～30分ぐらいで十分だ。夏場は日差しの強すぎる時間帯は避け、冬場やくもり、雨の日はやや長めに時間をとるといい。

日光を浴びると、脳内に「幸せホルモン」とも呼ばれる「セロトニン」が分泌され、気持ちが明るくなる、集中力が高まるなどの効果も期待できる。散歩も兼ねて、骨を強くするためにぜひ日光浴をしよう。

このように、骨を強くするためにできることは多くある。高齢者でもそれほど苦労せず実践できることも多いはずだ。

65歳の准高齢者であれば、節目である75歳、つまり本当の高齢者になるまでまだ10年ある。75歳になってから急に「どうしよう」と慌てても、できることは限られてしまう。とくに生活習慣は、急に変えることは難しいからだ。75歳までの時間を「猶予として与えられた時間」と考えてはどうだろうか。「もう遅い」と思わず、ぜひ今日からでも、健康で長生きするためにできることを始めよう。

第四章

たいていのことはほったらかしでいい

自己診断による長寿の秘訣1位は「くよくよしないこと」

１００年、つまり1世紀生きるとは大変なことだ。誰にでもできることではない。超高齢社会の中でも「超エリート」というべき存在だろう。１００歳まで生きるためには、本人の努力はもちろん、長寿に関わる遺伝的な素因にも恵まれているのだろうと考える。私自身も90歳となったが、あと10年生きられるかと聞かれたら、自信を持って「もちろん」とは言えないかもしれない。

実際に長生きした人は、自分が長生きできた理由をどのように考えているのだろうか。１００歳の高齢者に、その「長寿の秘訣」を聞いた調査がある（左グラフ参照）[*1]。少し前の調査にはなるが、その自己判断による長寿の秘訣として挙げられた項目のなかで、男女とも最も多かったのが「物事にこだわらず、くよくよしない」ということだった。56・8％、実に半数以上の人がこう答えていた。なんと、これは私が最も得意とすることだ！　私はこれまでの人生で細かいことは気にせず、なるようになるという考えで自由に生きることをモットーとしてきたが、そういう姿勢が長生きにはいちばん良いのだ。

自己診断による長寿の秘訣

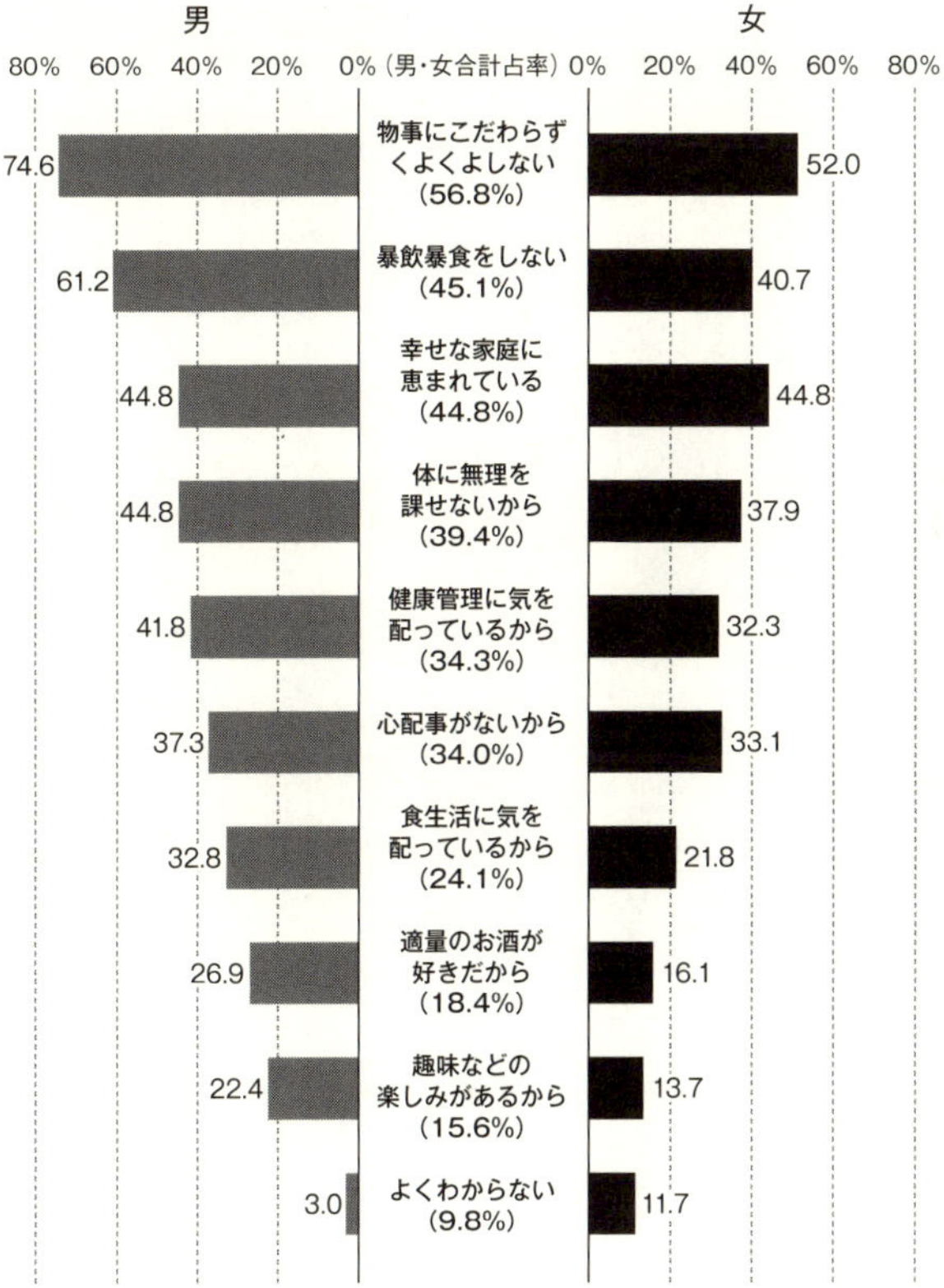

俄然、100歳人生が近づいてきた気がする！

ちなみに、2位は「暴飲暴食をしない」、3位は「幸せな家庭に恵まれている」という結果であった。何事もほどほどにすること、他者との関わりを持つことも、大切であることがうかがえる。

本書の最後となるこの章では、いよいよ75歳を過ぎてホンモノの「高齢者」になったとき、どう発想を転換させ、我が身と向き合うのがいいのか、私自身の経験と医学的な見地を交え、その極意を伝えたい。

75歳を超えたら「発想の転換」が必要になる

前述したように、75歳以上の高齢者を対象とした研究は少ない。「教科書」となるべき指標がなく、人によって個人差も大きい。そうとらえれば、75歳以上の高齢者では、これまで常識とされてきた「高齢者観」をひとまず忘れ、新たな発想で考えていくことが必要だろう。

そもそも、高齢になれば体の働きが衰えるのは当たり前。病気になるのも当たり前。

それを嘆いたり、どうにかしようと抗ったりしても仕方ない。自然な流れに逆らっても無駄に体力を消耗するだけだ。病気があるからといってくよくよ嘆くことはないし、それで自分の人生をあきらめてしまう必要はないのだ。

75歳を超えたら「無病息災」を願うのではなく、発想を転換させて「一病息災」の精神でいくのが賢明だろう。一病息災とは、「一つも病気がなく健康な人より、一つぐらい病気を持つ人のほうが健康に気を遣うのでかえって長生きする」ことを意味する。第一章で述べたように、病気と仲良く、それが無理でもせめて、悪友と付き合うような気持ちで、「まあ仕方がない。付き合ってやるか」と受け入れるほうが、気持ちも楽になるのではなかろうか。

病気があっても元気に生きる。そのためには、心の持ちようが肝要だ。75歳を境に体が大きく変化するのであれば、心の持ちようも変えるのが道理であろう。大原則として、「おおらかに考える」ことをおすすめしたい。自分の老いを感じるたびに一喜一憂しない。細かいことにこだわりすぎない。くよくよしない。それが大事ではないだろうか。

「あれしちゃダメ」「これは体に悪い」などと細かいことを気にしすぎるのはストレスに

なるし、ストレスこそが体にはいちばん悪い。
人間だって動物だ。疲れたら休みたくなるし、睡眠が足りなければ眠くなる。元気なら動きたくなるし、体調や気分によって食べたいものも変わる。理屈にこだわるより、自分の体からの声に耳を傾けて、その時にしたいようにする。食べたいものを食べる。それがいちばんだ。

長年、老年医学の研究を続けてきた現役の超高齢者である私自身が、90歳になってたどり着いたのが「たいていのことはほったらかしでいい」という考えだ。人生はあれこれ考えたところで、なるようにしかならない。とくに75歳を過ぎたらもう、細かいことは考えず、自由気ままに生きればいいのだ。

トータルにみて「機能障害」がなければいい

では実際に、「ほったらかしの精神」で、衰えていく体とどう向き合っていけばいいのだろうか。

一般的に、日本の医療では、病気に対して治療を行う。肺が悪ければ肺の薬、心臓が悪ければ心臓の薬、血圧が高ければ血圧の薬、というように、一つの病気、一つの臓器に対して薬を使い、治療を行う。しかし、高齢になればすべての臓器が衰える。それぞれの臓器はそれだけで独立して働いているわけではなく、関連し合っているため、どこか一つに衰えや障害が生じると、連鎖反応のようにほかの機能も低下してしまうということが起こる。高齢になるといくつもの病気を併せ持つようになり、「あっちもこっちもガタが来て困る」などと思うのはそのせいだ。全身で衰えていくのだから、どこか一つの病気を治せば済むという問題ではない。

だから、高齢者は若いころのように、一つ一つの臓器ごと、病気ごとに考えるのではなく、トータルケアとして全身をみることが大事だ。「病気を診て、人を診ず」であってはいけないのだ。

私自身も糖尿病や前立腺の病気があり、定期的に病院に通っている。でも、それで悲観的な気持ちになることはないし、「年をとれば病気の一つや二つ、あって当然」と思っている。強がりではない。それは、病気があっても、痛い、苦しい、つらいなどQO

Lを低下させるような症状がなく、日常生活を送る上で困らない程度に体も機能しているからだと思っている。歩ける、話せる、聞ける、食べられるといったことができているのだから、病気を気にする必要はないのだ。

つまり、75歳を過ぎたら、病気があるかないかよりも、ディスアビリティ（disability、機能障害）の有無が重要だと考える。機能が衰えたとしても、人間らしい生活ができるかできないかが重要なのだ。QOLを維持し、自立した高齢者として生活するために必要な、歩く、食べる、聞く、見る、話すなどの機能が障害されないように予防すること、あるいは、障害された機能を補うことが大切になるだろう。ディスアビリティの原因になっている病気があるならば、その病気を治すことも考えるべきだが、その目的は機能が元に戻るか、改善するかであって、病気を治すことが目的になってはならないのだ。

機能を改善して、支障なく生活することを目的と考えれば、病気を治すだけが手段ではなくなる。歩きにくいようなら、杖や手押し車を使えば、ゆっくりでも歩くことはできる。階段や段差が支障になるのであれば、環境をバリアフリーにすることで不自由を減らせるかもしれない。ディスアビリティは、個人の問題だけでなく、環境や社会によって制限されているものも多い。

病気があるかないかで考えてしまうと、どうしても視野が狭くなる。「病気があっても機能が保てていればいい」と思えば、少し視野が広がるのではないだろうか。ディスアビリティという「より高い視点」でとらえることで、これまでの病気やQOLに対する考えも変わってくるはずだ。その結果、細かいことは気にしないという境地にたどり着くことができるだろう。

どの機能がどのぐらい衰えているかは個人差があるのだから、みな一律に考える必要はない。自分が生活しやすくするためには何が必要か、どうなればいいかを考え、自分に合う方法で対応すればいいのだ。

機能の衰えを予防できる策があるうちは予防し、衰えてしまった場合は補う方法を考えればいい。例えば、耳が遠くなっても補聴器をつければ、聴く楽しみも人との会話も維持することができる。目がよく見えなくても老眼鏡があれば新聞や本を読むことができる。医療技術は進歩しているのだから、その恩恵を受けながら、知恵と工夫で「できること」を取り戻すことも可能なのだ。

年をとれば体の機能が低下するのは自然なこと

一方で、老化は進みこそすれ、戻ることはない。予防や、乗り切るための知恵と工夫にもいずれは限界が来るだろうし、それはそれとして受け入れ、あまり深刻に考えないことも大切だろう。

トータルケアをする上では、精神的・心理的なケアも欠かせない。臓器がそれぞれで関係し合っているように、体と心もつながっている。心が不健康な状態になれば体の状態も悪くなってしまう。

衰えてしまったことやできなくなったことを嘆くのではなく、いや、嘆いてもいいのだが、そこであきらめるのではなく「じゃあ、どうする?」と発想を転換させて「できること」を考えてみる。あるいは、「なるようになるさ」と開き直って、考えることを放棄したっていい。私は「たいていのことはなんとかなる」ととらえているから、思い悩むこともないし、自分のできることをしながら毎日気ままに生活できている。

今はもう血糖値も血圧も、肥満さえも気にしない

これまでにも再三述べたが、私には糖尿病の持病があるが、食べたいものを食べている。お酒も飲んでいる。血糖値だけでなく血圧も肥満も気にせず、好きなものを自由に食べたり飲んだりしているから、全然やせない。でも、そのおかげで90歳になってもフレイルにならず、転んでも骨折せず、杖を使ってでも自分の足で歩いて仕事に通えているのだと思っている。

一般的に、糖尿病といえば、糖質を制限し、カロリーや脂肪分も控えめにし、野菜中心の食事にすることが望ましいといわれている。しかし、私は医師であるが、その必要性を感じていない。むしろ、糖質を気にして食べたいものを我慢することや、あれもダメ、これもダメと制限されることのほうがよほど体に悪いと思っている。それは、私自身が食べることが好きで、自分の好きなものを好きなように食べたい、好きなお酒も我慢せずに飲みたいという思いが人一倍強いせいもある。また、75歳を過ぎたら、細かい

ことは気にしないというほったらかしの精神によるものもある。

しかしそれだけではなく、第三章で述べた、75歳以上になると病気のリスクがそれまでとは変わることに基づく考えもある。この年になったら、若いころの常識にとらわれなくていいことも増えるのだ。

話はそれるのだが、前述のように私は2年前に小脳梗塞を発症し1カ月ほど入院したと述べたが、その病院の食事はひどかった。ある日の献立は、コッペパンと焼き魚という組み合わせだった。あれにはまいったな。今でこそ、魚のフライやソテーをはさんだサンドイッチなどもあるが、ちゃんとパンと魚のどちらもがおいしく食べられるよう工夫されているはずだ。その病院での食事はそんな代物ではなかった。栄養価は満たしているのだろうが、食べる人の満足度は全く考えられていない。ただでさえ入院中は食事だけが楽しみという人も多いだろうに、あの食事は今でも記憶に残っているほどひどいものだった。あれ以来、味覚が狂ってしまったのではないかと思っている。もう少し患者のことを考えてほしいものだ。

なお、現在勤務している高齢者施設の食事は楽しみの一つになっている。管理栄養士が栄養価を計算してメニューを考え、施設内で調理もしている。これは日本に数多くある施設の中でも珍しい、誇れることだと思う。昼食は施設内の施設長室で一人でとるのではあるが、入所者と同じ食事をいただいている。低コストでありながら、おいしく食べられるようメニューが工夫されていることに感心する。

むしろ低血糖や低栄養を心配すべきというのが老年医学の新しい常識

第三章で、75歳ごろを節目として病気のリスクが変わると述べた。その際に、糖尿病や脂質異常症と心血管疾患の関係についても触れたが、改めて解説したい。

一般的に、75歳未満では高血糖は心血管疾患による死亡リスクを高めるとされているが、75歳以上になると、高血糖による心血管疾患の死亡リスクの増加は軽度となることがわかっている。一方で、低血糖による転倒や骨折、脳卒中などのリスクは高くなる。つまり、75歳以上になると、高血糖よりもむしろ低血糖のほうが体に悪影響をおよぼすようになるのだ。

そのため、75歳以上の糖尿病の治療においては、血糖コントロールの目標値を中高年の目標値よりも少し緩めにして、低血糖による合併症を防ぐことを重視している。日本老年医学会と日本糖尿病学会とが合同で、「高齢者糖尿病の血糖コントロール目標」を発表し、年齢や身体機能、認知機能の状態などによって目標値を検討することとしている。なお、これは医療にかかること自体を否定するものではない。高齢者はちょっとしたことで急変もあるため、医師に日々の状態を把握しておいてもらうことは重要だ。

高血圧については、近年のガイドラインで75歳以上の高齢者では降圧目標がやや緩く設定されている。これは、高齢者は身体的、精神的な状態や生活背景に加えて、治療の効果や副作用の現れ方などにも個人差が大きいと考えられるためである。そこで、臓器の障害の程度や持病の有無、認知機能の状態、フレイル、生活習慣などから医師が総合的に判断して、各々に応じた降圧目標や治療法を検討することが必要とされている。

高血圧治療ガイドラインでは一般的な降圧目標は、75歳未満で診察室血圧が130／80㎜Hg未満、75歳以上で140／90㎜Hg未満とされている。家庭血圧ではそれぞれ5㎜Hg低い値が目標である。ただしこれは、自力で外来通院可能なレベルの健康状態の人を対象としていることに注意しなければならない。フレイルや要介護の人、認知症の人などは、降圧治療開始基準や降圧目標を判定する十分なエビデンスがない。

脂質異常症についても、前述の通り、主に65～74歳では高ＬＤＬコレステロール血症は心筋梗塞などの冠動脈疾患のリスクを高める要因とされているが、70歳以上の高齢者についてはＬＤＬコレステロール値と冠動脈疾患に関連性は認められないという報告が多い。

また、肥満については、中年期では認知症の発症リスクを高める要因となるが、65歳以上ではむしろ、体重減少が認知症を引き起こすきっかけになるということがわかっている。低栄養による体重減少は、認知症だけでなくサルコペニアやフレイルにつながるものとしても注意が必要だ。若いころから中年期までは、肥満によるメタボリックシンドロームが健康を損なう要因とされ、改善を求められるが、75歳以上になると、むしろやせている人の低栄養に注意したい。

高齢者の低栄養は、筋肉量が減り、筋力が低下するサルコペニアにつながり、身体機能の低下、つまりフレイルを誘引することになる。前述の通り、筋肉に関する研究が進むにつれ、高齢者ほど低栄養に陥らないように高たんぱくの食事を心がけることが大切であるとわかっている。高齢者こそ肉を食べることが大切なのだ。肉を食べられる高齢者は、健康で元気な人が多い。

しかし、75歳を過ぎてから急に「さあ、肉を食べよう」と思っても、そうそう食べられるものではない。准高齢者のうちから、肉を中心とした高たんぱくの食事をとる習慣をつけておくといいだろう。

このように、高齢者では、心血管疾患による死亡リスクという観点からすれば、糖尿病や脂質異常症は治療の必要性が低くなる。また、認知症の発症リスクという視点では、肥満の改善は必要ない。繰り返しになるが、むしろ高齢者は、肥満の人より、やせていて低栄養の人こそ注意したい。

近年、ようやく高齢者に関する研究が進んできたことで、若いころとは異なる緩い基準が設けられたり、若いころとは逆の方針が示されてきたりしていることをわかっていただけただろうか。

悩むより笑うほうが血糖値を下げる効果あり

少し脱線するが、血糖値について興味深い研究報告がある。

2004年なので少し前にはなるが、筑波大学などにより、「笑い」が2型糖尿病の血糖コントロールにおよぼす影響を明らかにする研究が行われた。短期的な実験と長期的な実験が行われたのだが、短期的な実験としては、糖尿病患者さんに漫才を鑑賞してもらい、血糖値の変動を観察した。

この実験では、1日目には糖尿病患者さんに、500kcalの昼食をとった後、笑いのない講義を聴いてもらった。2日目には、同様の昼食をとった後、思いきり笑える漫才を鑑賞してもらい、両日とも食後2時間の血糖上昇の程度を比較した。この実験は合計で3回行われたが、3回とも、漫才を鑑賞して笑ったときに、食後2時間血糖値の上昇が抑制されるという結果を得た。つまり、思いきり笑うことは食後血糖値の上昇を抑制することが証明されたのだ。[*2]

翌年には長期的な実験として、「笑い」を含む糖尿病教室を月1回、全9回実施した。

教室では、日々笑うことを推奨し、笑いに関わる顔の筋肉の動きを良くする体操を指導。被験者には笑いの状況や体重、食事、運動などの記録日誌をつけてもらった。すると、17人中12人で、年間の平均HbA1c（ヘモグロビンエーワンシー）が前年より改善したのだ。

この研究では、ほかにも患者さん本人が「笑った」と自覚した日数が月平均13日以下になるとHbA1cが上昇する傾向が認められた。また、笑いにより緊張や不安が改善するという心理状態の変化もみられた。さらに、患者さんの日誌には、療養生活で血糖値の状態を改善しようとする前向きな書き込みが多くみられるようにもなったという。

長期的実験では、笑いと血糖コントロールの因果関係を明確にする根拠までは得られなかったものの、笑いを指導内容に加えた糖尿病教育プログラムは血糖値の改善に効果があることは示された。[*2]

ほかにも、高齢になるほど笑いの頻度が低くなり、笑いの頻度が低い高齢者ほど糖尿病の有病リスクが高い傾向がみられるという研究報告など、[*3]「笑い」と糖尿病に関する研究は多く行われている。

もちろん、血糖コントロールにはさまざまな要因が関わるため、笑いだけですべてが解決できるとはいえないが、少なくともこれらの研究報告からは、「笑わない」状況が糖尿病によくないことはうかがえる。血糖値など、細かいことを気にしすぎたり、「糖質をとってはいけない」と食べたいものを我慢したりすることでストレスをため込むことはよくない。とくに、治療の必要性が低くなる75歳以上になれば、なおさらだ。それよりも、おおらかに笑うことのほうがよほどいい。笑う門には本当に福が来るのだ。糖尿病だけでなく、おそらくほかの病気や高齢者が抱えるさまざまな問題に関しても、笑いは同じように良い効果をもたらしてくれると私自身は考えている。

ただし、これだけは気をつけたい——脱水と熱中症

「たいていのことはほったらかしでいい」が持論の私だが、高齢者にとって「これは、ほったらかしてはいけない」という症状も、もちろんある。なかでもとくに気をつけたいのが脱水と熱中症だ。

体の機能の低下に伴い、高齢者では細胞内の水分が減っているため、暑さなどの環境

の変化により脱水を起こしやすくなる。のどの渇きを感じにくくなったり、夜間のトイレや失禁などを心配して水分をとらずに我慢したりと、水分の摂取量が減少することも脱水の原因になる。

脱水症状を起こすと、体内の血液量が減り、腎臓の働きが障害されたり、脳への血流が不足して意識障害を起こしたりすることがある。糖尿病がある人は、脱水によって血糖値が急激に高くなり、昏睡状態になることも。また、体内のカリウム量が減って嘔吐や下痢などの症状を起こすこともある。このように、脱水からさまざまな臓器の障害や重い症状につながるリスクがあり、高齢になるほど重症化しやすくなるため、注意が必要だ。脱水を予防するためのポイントを以下に挙げる。

- のどが渇いていなくても、定期的に水分をとる。1日1・2ℓが目安
- 汁物など、食事でも水分量の多いメニューを心がける
- 嚥下障害がある場合は、とろみをつけるなどして注意して水分をとる
- 入浴前、就寝前、起床後などには水分補給する

・心臓や腎臓の病気などがある場合は医師の指示にしたがって水分補給をする
・多量の汗をかいたときや、激しい嘔吐・下痢などがある場合は塩分もとる

脱水だけでなく、熱中症にも注意が必要だ。高齢者は、のどの渇きだけでなく暑さも感じにくくなる。体温を調節する機能も低下しており、体に熱がたまりやすい傾向もある。また、脱水が熱中症の引き金になることもある。暑いときには汗をかいて体の熱を発散するため、前述の通り体内の水分量が少ない高齢者はうまく熱を放出できなくなってしまうのだ。熱中症予防のためにも水分補給を心がけることが大切だ。

私自身も、2024年の夏は酷暑に耐え切れず、熱中症になって入院した。いくら元気だと思っていても、やはり体の機能は衰えている。過信せずに対策をしっかり講じる必要があると反省した。以下のポイントも参考にしてほしい。[*4]

・エアコンや扇風機をうまく活用する
・部屋の風通しを良くし、こまめに水分補給をする

- 必要がないときにはマスクをはずす
- シャワーやぬらしたタオルなどで体を冷やす
- 涼しい場所や施設を利用する
- 外出時には日傘や帽子を使用し、涼しい服装を心がける
- 体調が悪かったらすぐに助けを求める
- 室内の温度や湿度がわかるようにする

ほかにこんな特徴もある——念のために知っておくと安心なこと

ほかにも、いくつか高齢者ならではの注意点がある。高齢になると個人差が大きくなるとは前に述べたが、同じ病気にかかっても、人によって症状やその程度が異なることが少なくない。また、一般の成人とは異なる症状、特徴がみられることもあり、反対にその病気の典型的な症状が現れないこともある。

例えば、心筋梗塞を起こしても胸の痛みを感じないことがあり、肺炎でも咳やたん、発熱といった症状がみられず、意識障害や食欲不振などが起こることもある。低血糖に

なっても発汗やふるえなどの症状が現れにくいという傾向もあるため、注意が必要だ。

また、高齢になって腎臓や肝臓の機能が低下すると、薬の効き方なども一般的な成人とは変わる。若い人と同じ体重であっても、高齢者はそれぞれの臓器の細胞が減っているため、若い人と同じ量の薬を服用すると効きすぎるリスクがある。加えて、排泄する機能も悪くなっているため、薬が体の外に排出されずに体内に蓄積されやすく、思わぬ副作用が起こることもある。さらに、その症状が薬の副作用によるものか、本来の病気によるものか、別の合併症によるものかの判断も難しい。

ほかにも、病気になった後の経過や予後が、その人の生活や環境などに大きく左右されるという特徴もある。つまり、薬が飲めているか、状態が悪くなっていないかなど、こまめに配慮し、みてくれる家族がいるか、高齢者の夫婦二人暮らしか、一人暮らしかといった違いによっても、予後が変わってくるのだ。

加齢とともに、怒りっぽくなる？

高齢者になると体の機能だけでなく、人格も変化すると考える人は多いだろう。一般的に、老人という言葉には「頑固」とか「偏屈」というイメージがつきまとう。高齢者の人格的な特徴として、頑固になる、怒りっぽくなるというイメージが常識のようになっているが、実際はどうなのだろうか。

頑固、というのは高齢者に対する固定観念のようになっているが、頑固さを評価する尺度を作成し、それを用いて客観的に研究した結果では、高齢になったからといって頑固さが増すという現象はみられなかったという。別の研究で、頑固さの程度と、知能の低下との間に関係があることがわかっており、高齢者が頑固になるのは加齢によるものではなく、加齢によって認知機能が低下することによるものと考える説もある。

用心深い、慎重になる、落ち込みやすいなどの特徴も、個人を長期にわたって観察した研究ではなく、ある時点で各世代の人を横断的に調べた比較研究によるものであり、真の意味での高齢者の特徴とはいえないだろう。

育ってきた時代により、世代間の人格の違いがあるのは当然のことであり、世代ごとの価値観の違い、教育・文化や社会制度の違いなど、時代の違いがその世代の人格に影響しているとはいうことができる。

高齢になって頑固さ、疑い深さといった、よくない特徴が目立ってきたのであれば、おそらく若いときから頑固だった人が、年をとることで自分を理性で抑える能力が弱まり、環境の変化などに適応できず、その頑固な面がより際立ってきたと考えるのが自然であろう。もともと柔軟な頭の持ち主で、適応能力の高い人は、おそらく高齢になってもそれほど変わらないはずで、つまり、年をとっても基本的な人格は変化しないのだ。

怒りっぽさはどうか。それは性格が怒りっぽく変わったのではなく、周りへの不満、怒りたくなることが増えているのかもしれない。高齢者は不満に思うことも多くなるのだからそう考えてみても不思議ではない。

「喪失体験」を乗り越えて人生を受け入れられるようになる

人生にはそれぞれのライフステージごとに乗り越えなければならないハードルがあり、高齢者にとって最も高いハードルが「喪失体験」であると述べた。喪失体験には、健康の喪失、経済的な喪失、人的喪失、社会的役割の喪失があるが、高齢者にとってとくに大きなストレスとなるのが人的喪失、なかでも死別による配偶者や友人たちとの別れであろう。長寿社会といっても、さすがに75歳を超えると身近な人との別れの経験がない人は少ないのではないだろうか。

とくに配偶者、つまり、かけがえのない人生の伴侶を失うという経験は、大きなショックとストレスを与え、高齢者の生活に大きな影響をおよぼすと考えられる。そのような人的喪失体験が、老年期うつや認知症を発症させる原因になり得ること、また残された配偶者の死期を早めるリスクにもなる可能性があることが、多くの医学的な研究で明らかになっている。

配偶者を失ったことによる悲しみ、寂しさ、不安、孤独感といった精神的な問題は、不眠、倦怠感、疲労感などの身体的不調につながる。また、場合によっては経済的な困難を伴うこともあるだろう。ただ、経済的な問題や家庭生活の変化・困難よりも、やはり深刻なのは精神的な問題だ。そして、死別による影響は、女性よりも男性のほうに深刻に現れる傾向がある。

女性は若いときから子ども中心の人間関係を持つなど、配偶者が生活の中心とはなっていないケースも多い。加えて、困難な状況に直面した場合などの柔軟な対応力は、男性よりも優れているとされている。一方で、男性の人間関係は仕事中心のことが多く、定年退職後は配偶者が中心になりがちである。そのため、配偶者との死別は男性にとって非常にショックで、立ち直りも困難であることが多くの人により指摘されている。「弱き者、汝の名は男なり」である。

では、配偶者を亡くしたことによるショックから立ち直るためにはどうすればいいのか。配偶者を失った際の立ち直りの過程について、死別後10年以内の女性を対象に調査した研究によれば、死別直後にはさまざまな身体的、精神的なストレスを受けるが、時間が経つにつれて少しずつ受け入れ、慣れていき、対象者の80%は1年以内に立ち直ったという。ただ、男性であればもう少し時間を要するかもしれない。

結局のところ、大事な人を亡くした喪失感を埋めるための特効薬はなく、時間をかけて、少しずつ傷がいえるのを待つしかないのだろう。その過程で、家族や親しい友人など、気持ちを共有できる人や支えてくれる人の存在があることは重要だと思う。

配偶者や親しい友人など、大切な人を亡くす体験は非常につらいものではあるが、人生の旅路の中では避けられない、自然な過程の一つといえる。受け入れるための心構えをしておくことも、高齢者には必要なことであろう。そういった喪失体験を乗り越えることで、人生を受け入れ、いつか訪れる自らの人生の終わりをも受け入れる心持ちになれるのかもしれない。

年をとっても幸福感が増す「エイジング・パラドックス」は本当か?

これまで述べてきたように、高齢になると病気が増え、自らの衰えを感じることが多くなる。加えて、さまざまな喪失体験も重なる。ふつうに考えれば、落ち込んだり、悲観的になったりと、ネガティブな心理状態になることが予想できるだろう。しかし実際には、高齢者の幸福感は低くないという研究報告が多くある。この現象は「エイジング・パラドックス」と呼ばれている。

私はこの説を果たして本当かと疑問視しているが、まずはその研究を紹介しよう。

米ダートマス大学の経済学者、デービッド・ブランチフラワー教授の研究によると、世界132カ国を対象に人生の幸福度と年齢の関係を調べたところ、人の幸福度は18歳から下がり始め、47~48歳で不幸のピークに達したのち、ふたたび上がり始める。人生の幸福度が最高値に達するのは、82歳以上だとされている。

エイジング・パラドックスは、加齢による心理的変化の一つであり、老化による体の機能の低下や喪失などに対処するための、体のシステムだという。つまり、人としてつらい状況になってもポジティブな気持ちで生きていけるように、心の状態をコントロールしてくれる働きが人間の体には備わっていると考えられているのだ。そのメカニズムについてはさまざまな説があるが、スウェーデンの社会老年学者、ラルス・トルンスタム教授が唱えた「老年的超越」という概念に通じるものがある。

老年的超越も、考え方(意識)の加齢変化の一つであり、年をとると、①社会常識にとらわれなくなる、②自尊心や自己中心性が低下する、③思考に時間や空間の壁がなくなり意識が過去や未来を自由に行き来する、という変化が起こることで、幸福感が高くなると考えられている。

一方で、エイジング・パラドックスについては、「幸福感の高い人が長生きできているのだ」という説もある。高齢者になったから幸福感が高まるのではなく、もともと幸福感の高い人が高齢になるまで生きられる、という考えだ。

では、実際、90歳の私はどうかというと、年をとるほどに幸福感が増すということは全くない。そもそも何を幸福感とするかという指標の問題もある。幸福感は主観的なものので、若いころと同じ指標で考えれば、とても80代、90代になって良くなっていくものではない。もしいえるとすれば、高齢になるにつれ、物事の受け止め方が寛容になり、その指標自体が変わっているのではないか。それは人生を長く生きてきたからこその価値観で、若いころと同じ尺度や延長線上で比べるのは難しいのではないかと思う。

少なくとも、高齢者はただ手をこまねいて年を重ねれば自然に幸福感が増すなんて思っていたら、大間違いだろう。喪失体験を受け入れたり、細かいことを気にしないようにしたり、自ら価値観を変えていったりすることで若いころとは別の意味での「幸福感」につながるのではないだろうか。

先のことはわからない。だからこそ今日を楽しんでいる

私もそろそろ、自分の人生の終わりを考える時期にさしかかっていると思う。杖を使ってゆっくりしか歩けないし、坂道で転んで救急車で運ばれたり、熱中症で入院したりと自らの衰えを実感することも多い。しかし、自分がこの先どうなっていくのか、その終わりをどう迎えるのかということは、やはりまだイメージできないのだ。

思えば私は若いころから、「この先には何が待ち構えているのだろう」「どんな世界が広がっているのだろう」と、常に人生の新たな扉を開き、未知の世界に飛び込んできた。でも、そのたびに、先の世界に大きな興味と期待はあったものの、そこから先の自分がどうなるのか、ということはあまり考えていなかったように思う。私が興味を持っていたのは自分がどうなるかではなく、自分が何を見て、どう感じるか、どんな楽しいことが自分に待っているのか、ということだったからだ。

だから、この先の人生にも、どんな新しい世界が、自分の知らないことが待ち構えているのかという期待はあるが、自分がどのようにその人生の終わりを迎えるのか、とい

うことには興味がないのかもしれない。怖いとか、不安な気持ちもとくにはない。

なぜなら、先のことは誰にもわからないからだ。考えたからといって答えが見つかることではないのだ。それなら、くよくよしたり、悩んだりするのは意味のないことだと思う。何事も、なるようにしかならない。だからこそ今日も私は、好きな服を着て、仕事をして、人と話して、おいしいものを食べて、好きなお酒を飲んで、思うまま、自由に生きている。これからも、それは変わらないだろう。

エピローグ

高齢者は胸を張って老いていこう

ミネルバのフクロウは日暮れに飛び立つ（哲学者ヘーゲルの言葉より）

フクロウは、ギリシャ神話に出てくる女神アテネ（ミネルバ）の象徴であり、知恵や技芸、学問などをつかさどるといわれていた。「ミネルバのフクロウは日暮れに飛び立つ」というのは、ドイツの有名な哲学者、ヘーゲルの言葉だ。私はこれを聞いたとき、なんと素晴らしい響きを持った言葉だと、大変な感銘を受けた。たそがれにこそ「知恵が飛び立つ」というのだから。

この言葉は、超高齢社会を迎えた我が国において、すでに高齢者として生きる我々にとって希望を与えてくれる言葉であり、これから高齢期を迎える人々にとっては、その進むべき道を示す言葉となろう。

たそがれにこそ知恵が飛び立つ、という言葉が示す通り、人間の知性というものは年をとったからといって決して衰えるものではない。全く不思議なことだが、すべての臓器が衰え、体の機能が衰弱する老年期において、むしろ知性は年をとるほどに磨きがかかるのだ。それはなぜなのか。

人の能力というものは、大きく考えると「流動性能力」と「結晶性能力」に分けられる。前者には記憶力、計算力などがあり、後者には判断力、総合力などがある。そして結晶性能力はとくに、積み重ねてきた知識や経験により磨きがかかるものと考えられている。

個人差はあるが、流動性能力は一般的に、20代をピークとして、その後は低下していく。一方、結晶性能力は加齢による変化はほとんどみられず、むしろ人によっては年齢を重ねてから、より高まる場合があるのだ。しかし、そのことを知らない人も世の中には多い。

エージズム（老人差別）のない社会をめざして

人種差別や男女差別は多くの人が理解していることであろうが、老人であることを理由に、その人たちを「こうに違いない」と型にはめて考え、差別することをエージズム（老人差別）という。この言葉が生まれたのは今から50年以上前のことで、１９６９年にアメリカの老年医学者、ロバート・バトラー博士により提唱された。

エージズムの概念に基づく「老人」は、頑固で偏屈、時代遅れの考えや技術の持ち主とされ、若者は高齢者を自分たちとは異なる人種とみなし、老人を人間扱いしなくなっていった。その結果、高齢者に対する尊敬の念は失われ、高齢者はただの老いぼれで、若い人たちにとっての重荷でしかなくなる存在として、社会で差別的な扱いを受ける。このような風潮が実際にアメリカでもあったのだ。

その後、法律の改正や人々の意識の変化により、このような風潮は少しずつ改善し、現在では制度も考え方も大きく変わっている。「老人」という言葉や「老い」という表現には、「老いぼれ」「老害」などネガティブなイメージがあり、そのため現在では「高齢者」という言葉が広く使われるようになっている。また、医学の進歩により、認知機能の低下は単に老化のせいだけで起こるのではなく、アルツハイマー型認知症などの病気により引き起こされるものだという認識も広まっている。

しかし、日本ではまだ、老人に対する偏見と誤解は残っているといえる。年をとった人すべてが、認知機能の低下により、あえて悪い言葉を使うと「ボケて」しまうと思っている人も多いだろうが、それは間違いだ。また、高齢者は弱者であり、若い世代の負担になるだけだという風潮もいまだに残るが、それも高齢者の一側面だけをとらえた極めて貧相な発想である。このような考え方は差別であることを認識し、改めるべきだろう。

高齢者は弱者や役立たずなどではなく、むしろ「知的資産家」といえるのではないだろうか。結晶性能力は年齢を重ねてからより高まる可能性があることを理解し、そのような高齢者の能力を活用する方策を考えることこそ、この超高齢社会に求められる「発想の転換」といえるだろう。

社会にとって有用な知恵を授けることができる高齢者は、社会から必要とされることはあっても、排除されることはないはずだ。高齢者に対する施策を検討する際には、ぜひ、このことを十分に考えてもらいたいと思うのである。

若いときからの知識と経験の積み重ねで知的資産家になれる

一方で、高齢者にも心得ておかなければならないことがある。それが、結晶性能力というものは、年齢を重ねれば自然に身に付くというものではないということだ。若いときから勉学に励んで幅広い知識を修得し、さまざまな経験を積み重ねた上で初めて身に付く、つまりは「培われる」ものであり、単に年をとったからといって、誰もが身に付けられるものではないのだ。

高齢者になるほど個人差が大きくなることは本書でも再三述べてきたが、人格の形成のされ方もさまざまだ。年をとるほどに頑固さや偏見が積み重なり、ガチガチに固まった、いわゆる「老害」のような人ができあがることもあれば、年齢を重ねるほどに幅広い見識をより柔軟に発揮する、いわゆる「長老」と呼ばれるような人格者が形成されることもある。その違いは、もともとの性格や人格に由来するところが大きいだろうが、やはりどんな考え方を持って、どのような人と関係を育み、どのような人生の経験を積み重ねてきたかということも大きく影響するであろう。

高齢者の知的能力は、若い人とは「質」が異なる。同じものを見ても、若いときと年をとってからでは全く異なる印象を受けるものだ。私自身も絵画が好きで、若いころからよく美術館などを訪れていたし、自宅にも多くの絵画を飾って眺めているが、同じ絵を見ても、若いときとは異なる印象を持ち、驚いたことがある。また、若いときには理解できず、年をとってみて初めてわかることも、人生においてはよく経験することである。やはり、人間はだてに年を重ねているわけではない。生きれば生きるほど、人としての経験や感性の幅は広く、深くなっていくのだ。

若い人たちには、「年寄りは何を考えているかさっぱりわからない。自分たちとは人種が違う」と考えるのではなく、「自分たちが見ることのできない世界を見ている可能性がある」ということを理解し、興味や尊敬を失わないようにしてもらいたいものだ。

昔、70歳のオーストラリアの友人が、興味深い発言をした。「私は30歳だが、その上40年の経験を積んだ」と言うのだ。彼は冗談で言ったのだろうが、これは高齢者の特長をよく言い表している名言だと私は思った。

人生100年時代。長生きするのは本当に大変なことだ。でも、良いことも悪いことも、人生で経験してきたことはすべて血となり肉、そして骨となっているはずだ。老いた自身を卑下することなく、くよくよせず、我々は堂々と胸を張って老いていけばいい！　そう思うのである。

おわりに

運命に逆らわず、自然体で生きる

私が自然体で生きようと思うようになったのは、子どものころのある経験による。終戦後の食糧事情が悪い時代に、自らの信念を貫き通して闇米を口にせず、餓死した人がいたという。その話を父から聞き、とてもショックを受けた記憶がある。それ以来、時の流れに逆らわず「自然体」で生きようと思うようになったのだ。何事もなるようにしかならないのだから、運命には逆らわない。物事にこだわりすぎず自然体で楽しく生きよう。それが私のモットーになった。90歳を迎えた今もその考え方は変わっていない。

私が今日この年まで、いくつかの病気や不自由があっても元気に、自分のしたいことをしながら生きてこられたのは、この考えのおかげも多分にあると思っている。

私は医学部卒業後、そのまま東京大学医学部の第三内科に入局した。東大病院に老人科が新設され、日本で初めてとなる老年病学教室ができたとき、第一内科、第二内科、第三内科から老年病学教室に移る候補者を募ることになった。当時、教授からの命により、内分泌疾患である副甲状腺疾患の研究グループに属していたが、この病気の患者数は極めて少なく、将来は臨床医として身を立てたいと考えていた私は、実のところ不安を感じていたのだった。

一方で、新設された老年病学という学問は、私にとって全く未知の領域ではあったものの、まだ開拓されていない分野ゆえに挑戦しがいがあるのではないかと感じた。将来発展する可能性も期待できた。新しいことに挑戦するのが好きな性分であることもあり、迷いに迷った末、未知の世界に飛び込むことを決心。それが老年医学の道を進むきっかけとなった。

東大で老年病学教室の教授を務めていたときは、「自らを超える人材を育てる」ことを目標に、我が国での老年医学の基礎を固めるための教育に注力してきた。同時に、日本老年医学会の初代理事長（1995〜2001年）も務め、会の組織作りや、当会の国際社会における地位を高めるためにも力を尽くしてきたつもりだ。

退官後も東京都老人医療センター院長として引き続き高齢者医療に携わっていたが、同時に、山梨県に新設された健康科学大学の学長として、理学療法士や作業療法士、社会福祉士、精神保健福祉士など、いわゆるコメディカルの育成に従事していた時期もあった。この時も、新しいことにチャレンジしたいという思いが学長に就任するきっかけとなった。大学での仕事は8年ほど続けたが、当時は都内の自宅から山梨県の大学まで週3回通っていた。大変ではあったが、若者の教育に携わる経験はやはり楽しく、今でも懐かしく思い出される。

ほかにも、さまざまな企業や団体の理事を務めるなど、自分の専門である老年医学や骨の健康に関わる支援、活動に取り組んできた。

例えば、「日本動脈硬化予防研究基金」の立ち上げに設立より関わった。基金によってそれまで我が国にはなかった疫学研究に関する研究助成を行い、研究者が個々に実施していた単発のコホート研究を統一し、死亡診断も統一基準で進められるよう改善が図られた。動脈硬化が国民の死亡原因の根底をなしているものだと広く啓発されたと思う。

なぜ定年後も、こんなにさまざまな仕事を引き受けてきたのか。とくに自分でこれをやろうと思って選んだわけではない。人から頼まれたら断れない性格だからである。大変だなと思いつつも、誰かの役に立つことは悪い気がしない。社会貢献をしながら、新しいことに挑戦できるのは喜ばしいことだ（もっとも、頼まれたら断れないとはいえ、物事には限度というものがある、ということは補足しておきたい）。

人生100年時代を生き抜くためには「生涯現役」でいること

長寿社会となり、我々人間は昔と比べると信じられないほど長生きするようになった。しかしそれは単純に喜ばしいことばかりではなく、長生きをするということはそれだけで非常に大変なことである。本書の「はじめに」で、「健康で長生きをすることは、人類共通の願い」と述べたが、果たして今もそういえるのだろうか。

人生100年時代。つまり、100歳まで生きなければならない時代を生き抜くにはどうすればいいのか。そう考えたとき、私は「生涯現役でいるしかない」と思った。生きていくには働くしかない。100歳まで生きるのなら、80歳はもちろん90歳を超えても、体が動くうちは働く。私だって足が不自由だが杖をついて歩きながらも働いている。90歳だって働けるのだ。たとえ働けなくなったとしても、できるだけ若い世代の世話にならないよう、自分のことは自分でやる「自立意識」を持つことが大切だ。そういう、今の日本を生きる超高齢者としての自分の姿勢が、少しでもほかの高齢者の参考になればいいと思っていた。

そんな時、朝日新聞出版書籍編集部の杉村健さんから、私の考えや、これまで実践してきた健康の秘訣をまとめて「本として出版しませんか」というお話をいただいた。もうこの年になると取材を受けることもほとんどなくなっていたが、2018年に雑誌『週刊朝日』で彼は私に取材をしていたらしく、その時の私の話を覚えていて依頼してくれたようなのだ（もっとも、私のほうはすっかり忘れていたのだが）。

昔から、人にものを頼まれると断れない性格でもあったし、「新しいことに挑戦すること」が私の生きがいでもあるため、依頼を引き受け、本書を上梓することとなった。

本書で私が最も伝えたかったことは、「年老いても生涯現役でいよう」ということだ。細かいことにくよくよせず、「なるようになるさ」をモットーに、生きがいと社会との関わりを持ち続けることで高齢者でも元気に生きることができる。90歳になった今も医師として働き続ける私自身が書籍を出すこと自体が、「生涯現役」の証明になるのではないか。そう考えた次第である。

日本では、具合が悪くなればすぐ病院に行き、医療を受けることが誰にとっても当たり前だ。それはもちろん国民にとっては良いことなのだが、当然の権利だと制度の上にあぐらをかいていていいのだろうか。高齢者は増え続け、国の医療費はひっ迫の一途をたどり、現在の健康保険制度そのものを見直さなければ財政破綻しかねない。

私は、そんな今の日本を生きる国民として、我々高齢者にも、いや、高齢者だからこそ、できることがあると考えている。その最初の一歩が、本書で述べた「発想の転換」である。高齢者になれば体のさまざまな機能が衰え、病気も増えるのは当然のことなのだから、病気があっても生活する上で支障となる機能障害がなければいい。それ以外のたいていのことはほったらかしでいいのだ。

病気があるからといってすぐ病院に行く、薬をもらうという考え方ではなく、多少の不自由があってもおおらかに受け入れ、自らの体と相談しながら本当に必要なときには医療に頼る。そういう姿勢でいれば、微力ながら医療費の負担軽減に貢献できるのではないか。そしてそれも高齢者が果たせる務めの一つなのではないかと考えるのである。あくまで個人的見解ではあるが。

本書をまとめるにあたっては、出村真理子さんにもご協力いただいた。この場を借りてお礼を申し上げたい。

本書が一人でも多くの高齢者の手元に届き、従来の高齢者観から新たな高齢者観への転換のきっかけになり、そして、自立した高齢者として日々を生き生きと過ごすための一助になれば、筆者としてこれほど嬉しいことはない。

２０２４年11月

折茂　肇

参考文献

序章

＊1　厚生労働省：令和5年簡易生命表
https://www.mhlw.go.jp/toukei/saikin/hw/life/life23/dl/life23-02.pdf

＊2　日本老年学会・日本老年医学会：「高齢者に関する定義検討ワーキンググループ」報告書
https://geront.jp/news/pdf/topic_170420_01_01.pdf

＊3　内閣府：令和4年度高齢者の健康に関する調査
https://www8.cao.go.jp/kourei/ishiki/r04/zentai/pdf_index.html

第一章

＊1　日本学術会議：高齢者社会の多面的検討特別委員会報告
https://www.jstage.jst.go.jp/article/tits1996/2/6/2_6_52/_pdf/-char/ja

＊2　日本WHO協会：健康の定義
https://japan-who.or.jp/about/who-what/identification-health/

＊3　国立がん研究センタープレスリリース：がん診療連携拠点病院等院内がん登録　2015年全国集計、2008年5年生存率集計公表　2012年から2015年の高齢者のがんについて特別集計　2008年施設別生存率集計
https://www.ncc.go.jp/jp/information/pr_release/2017/0809/index.html

＊4　中年期男女におけるBMIと死亡率との関連、2002、国立がん研究センターによる多目的コホート研究
https://epi.ncc.go.jp/jphc/

＊5　柴田博編著：中高年の疾病と栄養　建帛社　1996
＊6　熊谷修ほか：老年社会科学16：146－155　1995
＊7　サブレ森田さゆりほか：日本転倒予防学会誌1：37－43　2014
https://www.jstage.jst.go.jp/article/tentouyobou/1/1/1_37/_pdf
＊8　神奈川歯科大学プレスリリース：歯を失って義歯を使わなければ認知症のリスクが最大1・9倍に
http://cws.umin.jp/press-releases/033.pdf
＊9　内閣府：令和4年版高齢社会白書
https://www8.cao.go.jp/kourei/whitepaper/w-2022/html/zenbun/index.html
＊10　内閣府：令和5年版高齢社会白書
https://www8.cao.go.jp/kourei/whitepaper/w-2023/html/zenbun/s1_3_1.html
＊11　熊谷幸恵ほか：日衛誌63：636－641　2008
＊12　関奈緒：日衛誌56：535－540　2001
＊13　坂田清美ほか：厚生の指標49：14－18　2002
＊14　芳賀博ほか：民族衛生54：217－233　1988

第二章

＊1　九鬼周造：「いき」の構造　岩波書店　1979
＊2　渡辺淳一：熟年革命　講談社　2011
＊3　川北義則：男の品格　PHP研究所　2009
＊4　斉藤雅茂ほか：日本公衛誌62：95－105　2015

＊5　欧州心臓病学会
https://www.escardio.org/The-ESC/Press-Office/Press-releases/Climb-stairs-to-live-longer
＊6　柴田博：体育の科学45：698－702　1995
＊7　柳川洋：健やかに過ごすための長寿科学：p.237　1997

第三章

＊1　ファイザー：閉経後の女性の骨粗鬆症に対する意識・実態調査　月刊地域保健46：66－71　2015
＊2　骨粗鬆症財団：各都道府県の骨粗鬆症検診受診率
https://www.jpof.or.jp/Portals/0/pdf/screening_rate/screeningrate_2021.pdf
＊3　骨粗鬆症財団：数字でみる骨粗しょう症
https://www.jpof.or.jp/osteoporosis/tabid265.html
＊4　川口浩：脊髄外科29：259－266　2015
https://www.jstage.jst.go.jp/article/spinalsurg/29/3/29_259/_pdf
＊5　Orimo H, et al：Osteoporosis Int 27：1777－1784　2016
＊6　内閣府：令和6年版高齢社会白書
https://www8.cao.go.jp/kourei/whitepaper/w-2024/zenbun/06pdf_index.html
＊7　内閣府：令和4年版高齢社会白書
https://www8.cao.go.jp/kourei/whitepaper/w-2022/html/zenbun/s1_2_2.html
＊8　Johnell O, et al：Osteoporosis Int 15：38－42　2004
http://www.josteo.com/ja/news/doc/201125_1.pdf

＊9　国立がん研究センターがん情報サービス
https://ganjoho.jp/public/qa_links/report/hosp_c/hosp_c_reg_surv/latest.html

第四章

＊1　折茂肇：「老い」を自覚したら読む本　心豊かに生き抜く知恵　三修社　2000
＊2　林啓子ほか：糖尿病患者における「笑い」の生理的および心理的効果に関する研究
https://kaken.nii.ac.jp/report/KAKENHI-PROJECT-16659602/166596022005jisseki/
＊3　白井こころほか：高齢者における「笑い」と糖尿病有病との関係の検討
https://www.fmu.ac.jp/home/epi/report/images/pdf/pdf2-5.pdf
＊4　厚生労働省
https://www.mhlw.go.jp/seisakunitsuite/bunya/kenkou_iryou/kenkou/nettyuu/nettyuu_taisaku/pdf/necchushoyobou/necchushoyobou.pdf

取材協力：公益財団法人骨粗鬆症財団
構成：出村真理子

折茂　肇 おりも・はじめ
公益財団法人骨粗鬆症財団理事長、東京都健康長寿医療センター名誉院長。1935年生まれ。東京大学医学部卒業後、86年東大医学部老年病学教室教授に就任。老年医学、とくにカルシウム代謝や骨粗鬆症を専門に研究と教育に携わり、日本老年医学会理事長（95〜2001年）も務めた。東大退官後は、東京都老人医療センター院長や健康科学大学学長を務め、現在は医師として高齢者施設に週4日勤務する。

朝日新書
982

90歳現役医師が実践する
ほったらかし快老術《かいろうじゅつ》

2024年12月30日 第1刷発行

著　者　折茂　肇

発行者　宇都宮健太朗
カバーデザイン　アンスガー・フォルマー　田嶋佳子
印刷所　TOPPANクロレ株式会社
発行所　朝日新聞出版
〒104-8011　東京都中央区築地 5-3-2
電話　03-5541-8832（編集）
　　　03-5540-7793（販売）

Published in Japan by Asahi Shimbun Publications Inc.
ISBN 978-4-02-295295-0
定価はカバーに表示してあります。

朝日新書

宗教と政治の戦後史
統一教会・日本会議・創価学会の研究

櫻井義秀

安倍派と蜜月の統一教会、悲願の改憲をめざす日本会議、自民党とともに政権を握る公明党＝創価学会。草の根的な活動から始まった"3大団体"はいかに政界に近づき、社会を動かし、日本の姿をゆがめてきたのか。戦後政治史上最大のタブーに、第一人者が鋭く迫る。

デジタル脳クライシス
AI時代をどう生きるか

酒井邦嘉

デジタル機器への依存がもたらす脳への悪影響は、AIの登場でますます高まっている。「手書きの場合とタブレット入力後の脳活動の差」「見開き提示による選択的注意や共感度の差」など、脳科学の研究成果に基づき、AIを規制し読書を取り戻す必要性を説く。

「黒塗り公文書」の闇を暴く

日向咲嗣

モリカケなどの重大事件で注目を集めた黒塗り公文書だが、実は、地方自治体レベルでも日常的に黒塗りは行われている。市民が開示を求めた情報をどうして行政は黒塗りにするのか、黒塗りが許される理由は何か。黒塗りで隠された官民連携の闇に迫る。

戦国時代を変えた合戦と城
桶狭間合戦から大坂の陣まで

千田嘉博／著
平山　優／著
鮎川哲也／構成

浜松城、長篠城、小牧城、駿府城、江戸城、大坂城——歴史を変えた合戦の舞台となった城で何がわかってきたのか。研究を牽引する二人が城の見どころを熱く語り、通説を徹底検証。信玄、信長、家康、秀吉ら武将の戦術と苦悩を城から読み解く。

朝日新書

底が抜けた国
自浄能力を失った日本は再生できるのか？

山崎雅弘

専守防衛を放棄して戦争を引き寄せる政府、悪人が処罰されない社会、「番人」の仕事をやめたメディア、不条理に従い続ける国民。自浄能力が働いていない「底が抜けた」現代日本社会の病理を、各種の事実やデータを駆使して徹底的に検証！

蔦屋重三郎と吉原
蔦重と不屈の男たち、そして吉原遊廓の真実

河合　敦

蔦重は吉原を基点に、黄表紙や人情本、浮世絵など次々と大ヒットを生み出した。いっぽう幕府による弾圧にもめげず、歌麿や写楽に大首絵を描かせたり、政治風刺の黄表紙を出版するなど、反骨精神あふれる蔦重の生涯を天才絵師・戯作者たちと共に描く。

脳を活かす英会話
スタンフォード博士が教える超速英語学習法

星　友啓

世界の英語の99・9％はナマッている。だからこそ脳の欲求の赴くままに自分なりの英語で世界と遊べ！　脳科学や心理学、AI時代のアイテムを駆使して、コスパ良く楽しくネイティブと話せる術をスタンフォード・オンラインハイスクール校長が伝授。

子どもをうまく愛せない親たち
発達障害のある親の子育て支援の現場から

橋本和明

「子どもには愛情を」。児童相談所の一言が、なぜ虐待を加速させたのか？　発達障害のある親は育児で大変な苦労をすることがある。虐待やネグレクトが起きてしまう実態と対策を、豊富な実例とともに紹介。子育ては愛情ではなく技術である。

ほったらかし快老術
90歳現役医師が実践する

折茂　肇

元東大教授の90歳現役医師が自身の経験を交えながら、快い老い方を紹介する一冊。たいていのことはほったらかしでよく、大切なのは生きがいと骨。落ち目同士で群れない、手抜きしないでオシャレをする…など10の健康の秘訣を掲載。